# Writers File

ライターズファイル（50 音順）

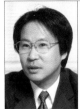

**上西一弘**
（うえにし かずひろ）

| | |
|---|---|
| 1984 年 | 徳島大学医学部栄養学科卒業 |
| 1986 年 | 同大学大学院栄養学研究科修士課程修了 食品企業の研究所を経て |
| 1991 年 | 女子栄養大学 |
| 2006 年 | 同大学栄養生理学研究室，教授 |

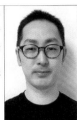

**佐用寛文**
（さよう ひろふみ）

| | |
|---|---|
| 2005 年 | 茨城県立医療大学卒業 |
| 2016 年 | ジュン整形外科クリニック |
| 2019 年 | 筑波大学大学院フロンティア医科学専攻修了 |

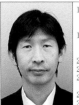

**本郷道生**
（ほんごう みちお）

| | |
|---|---|
| 1993 年 | 秋田大学医学部卒業 東北労災病院整形外科，研修医 |
| 1998 年 | 秋田大学大学院卒業 山本組合総合病院整形外科 |
| 2001 年 | 秋田大学整形外科 |
| 2004 年 | 同，助手 |
| 2005〜07 年 | 米国メイヨークリニック留学 |
| 2007 年 | 秋田大学整形外科，助教 |
| 2009 年 | 同，講師 |

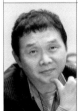

**大島 博**
（おおしま ひろし）

| | |
|---|---|
| 1983 年 | 富山大学医学部卒業 |
| 1989 年 | 同大学大学院医学研究科修了（医学博士） |
| 1990 年 | 英国 Oxford 大学生理学研究所留学 |
| 1992 年 | 富山大学整形外科，講師 |
| 2010 年 | 徳島大学，客員教授 |
| 2012 年 | JAXA 宇宙医学生物学研究室，室長 |
| 2016 年 | 久留米大学，客員教授 |
| 2018 年 | 牛尾病院整形外科，部長 JAXA，客員研究員 |

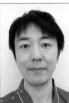

**高野義隆**
（たかの よしたか）

| | |
|---|---|
| 2004 年 | 晴陵リハビリテーション学院卒業 新潟リハビリテーション病院 |
| 2014 年 | 同理学療法科，主任 |
| 2020 年 | 同，リハビリテーション部長 |

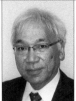

**本田 透**
（ほんだ とおる）

| | |
|---|---|
| 1987 年 | 岡山大学卒業 同大学整形外科入局 |
| 1987 年 | 岡山労災病院 |
| 1988 年 | 香川県立中央病院整形外科 |
| 1990 年 | 近森病院，高知県立中央病院，高知整形外科病院，厚生年金高知リハビリテーション病院整形外科 |
| 1994 年 | 香川県立中央病院整形外科 |
| 1997 年 | 同，医長 |
| 2004 年 | 香川県立中央病院リハビリテーション科，部長 |

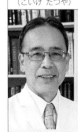

**小池達也**
（こいけ たつや）

| | |
|---|---|
| 1982 年 | 大阪市立大学医学部卒業 |
| 1982 年 | 国立大阪南病院整形外科，研修医 |
| 1984 年 | 大阪府立身体障害者福祉センター付属病院整形外科 |
| 1985 年 | 大阪市立大学医学部生化学教室，研究生 |
| 1987 年 | 大阪市立弘済院付属病院整形外科 |
| 1994 年 | 大阪市立大学医学部整形外科，助手 |
| 1996〜98 年 | マサチューセッツ総合病院 ハーバード大学医学部内分泌部門，客員助教授 |
| 2007 年 | 大阪市立大学大学院医学研究科リウマチ外科学，准教授 |
| 2011 年 | 同研究科整形外科，病院教授 |
| 2013 年 | 同研究科高齢者運動器変性疾患制御講座，特任教授 白浜医療福祉財団骨リウマチ疾患探索研究所，所長 |

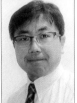

**永井隆士**
（ながい たかし）

| | |
|---|---|
| 1997 年 | 昭和大学医学部卒業 同大学整形外科学教室入局 |
| 2009 年 | 同，医局長 |
| 2011 年 | 同，講師 |
| 2016 年 | 同大学藤が丘病院整形外科，講師 |
| 2019 年 | 同大学整形外科学講座，准教授 |
| 2021 年 | 同大学リハビリテーション医学講座，准教授 同大学整形外科学講座兼担 |

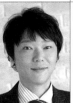

**松本浩実**
（まつもと ひろみ）

| | |
|---|---|
| 1997 年 | 佛教大学教育学部卒業 |
| 2003 年 | 同愛会 博愛病院リハビリテーション科，理学療法士 |
| 2012 年 | 鳥取大学大学院医学系研究科保健学専攻博士後期課程修了 |
| 2013 年 | 鳥取大学医学部附属病院リハビリテーション部，理学療法士 |
| 2018 年 | 川崎医療福祉大学リハビリテーション学科（現：理学療法学科），講師 |

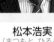

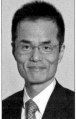

**酒井昭典**
（さかい あきのり）

| | |
|---|---|
| 1986 年 | 産業医科大学医学部卒業 同大学整形外科入局 |
| 1990 年 | カナダ・オタワ大学医学部留学 |
| 1992 年 | 産業医科大学大学院修了 |
| 2014 年 | 同大学整形外科，教授 |
| 2017 年 | 同大学病院，副病院長 同大学若松病院，病院長 |
| 2020 年 | 同大学医学部，医学部長 |

**萩野 浩**
（はぎの ひろし）

| | |
|---|---|
| 1982 年 | 鳥取大学卒業 同大学附属病院整形外科 |
| 1983 年 | 益田赤十字病院整形外科 清水病院整形外科 |
| 1988 年 | 鳥取大学大学院卒業 同大学整形外科，助手 |
| 1991 年 | クレイトン大学（米国ネブラスカ州）骨粗鬆症センター留学 |
| 1992 年 | 鳥取大学整形外科，講師 |
| 2002 年 | 同大学附属病院リハビリテーション部，助教授（副部長） |
| 2004 年 | 同，部長 |
| 2008 年 | 同大学医学部保健学科，教授 同大学附属病院リハビリテーション部，部長（併任） |

# Contents

## 「骨」から考えるリハビリテーション診療
### —骨粗鬆症・脆弱性骨折—

編集企画／鳥取大学教授　萩野　浩

*Monthly Book*

# Medical Rehabilitation
## 編集企画にあたって………

骨は沈黙の臓器と呼ばれてきた．リハビリテーション診療において運動器を構成する筋肉や神経が，治療に対して速やかに反応するのに対し，骨からの手応えを感じることがなかなかできない．そのためリハビリテーション診療で「骨」はその中心となっていないことが多いのではないだろうか．

骨は個体を支えるだけの働きをしているように考えられがちであるが，骨には全身の細胞の要求に応じてミネラルを貯蔵・放出するカルシウム貯蔵庫としての重要な働きがある．骨細胞は個体に加わったメカニカルストレスを骨細胞が感知すると，その情報を骨芽細胞に伝達して，最終的に骨形成の反応を引き起こして骨を新構築する．メカニカルストレスが減少すると骨細胞からの情報伝達によって骨芽細胞の骨形成が抑制され，骨量が減少する．個体の環境に応じて骨は常に変化しているのである．

そこで本特集では「骨」を中心に考えたリハビリテーション診療についての最近の知見をご紹介いただくことを企画した．古くから運動療法によって骨が増えることがよく知られているが，そのメカニズムについては今なお十分には解明されてない．そこで，その機序について永井隆士先生に，実際の運動療法について本郷道生先生に，また全身振動刺激が骨強度に与える効果について佐用寛文先生に，微小重力下での骨強度低下について大島博先生に最新のトピックを解説いただいた．また病院に入院した患者の骨折を防ぐと同時に，二次骨折の予防が求められていることから，転倒・骨折予防について小池達也先生に，脆弱性骨折後の骨折予防について高野義隆先生にご紹介いただいた．さらに，地域在住高齢者の転倒・骨折予防について松本浩実先生に，骨折防止のための薬物治療を酒井昭典先生に，骨の健康のための栄養について上西一弘先生にご執筆いただいた．本田　透先生にはリハビリテーション科医としてのご自身の活動をご紹介いただいた．いずれも最新のデータをお示しいただいていて，極めて有益な内容となってる．

我が国の 85 歳以上の人口は 1980 年にはわずか 50 万人程度であったのが，現在では 10 倍の約 500 万人となり，2040 年には 1,000 万人を超えると推計されている．骨脆弱化によって生じる骨折数も増加し，我が国の大腿骨近位部骨折患者数は 2020 年に約 22 万例であったのが，2040 年には 30 万例を超えると予想されている．このような背景から，骨脆弱化や骨折防止のための「骨」から考えるリハビリテーション治療が欠かせない．本企画は読者の明日からの臨床に役立つものと確信している．

2021 年 12 月<br>萩野　浩

# Key Words Index

Monthly Book

# MEDICAL REHABILITATION No. 270/2022.1 目次

編集主幹／宮野佐年　水間正澄

# Monthly Book MEDICAL REHABILITATION

リハビリテーション専門雑誌「メディカル リハビリテーション」

## 足のリハビリテーション診療 パーフェクトガイド

No.254 増大号

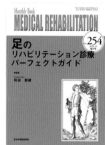

◆ 編集／和田 郁雄（愛知淑徳大学教授）
2020 年 10 月発行　定価 4,400 円（本体 4,000 円＋税）

足の解剖・運動学的特徴などの基本的知識から、画像診断、
足の疾患・病態と臨床に使える知識まで、足のリハビリテーション診療
にかかわる諸問題を網羅。丸ごと一冊お役立ていただけます！

### 目次

- リハビリテーション医療に必要な足関節・足部の機能解剖学
- リハビリテーション医療に必要な足関節・足部における
  バイオメカニクス
- リハビリテーション医療に必要な足関節・足部の画像診断法
- リハビリテーション医療で使える足関節・足部の疾患や障害へ
  の超音波断層法の応用
- 脳性麻痺による足部変形の整形外科治療と術前後
  リハビリテーション治療
- 脊髄損傷に伴う足部ケアとリハビリテーション医療
- 痙性麻痺足に対する痙縮治療の現状
- 痙性麻痺足に対する最新の治療 ―体外衝撃波による痙縮治療―
- 二分脊椎・脊髄髄膜瘤による足部障害，歩行機能障害への対応
- 末梢神経疾患や筋疾患（シャルコー・マリー・トゥース病など）
  による足関節および足部の障害に対するリハビリテーション治療
- 足関節および足部のスポーツ傷害に対する保存療法の実際
- アキレス腱断裂に対する保存療法および縫合術後の
  リハビリテーション治療
- 足部軟部組織障害（アキレス腱症など）に対する
  リハビリテーション治療
- 足関節外側靱帯損傷に対するリハビリテーション治療
  ―再受傷予防を目指して―
- 足関節果部骨折・脱臼骨折に対する整形外科的治療後の
  リハビリテーション治療
- 足部・足関節疾患の整形外科的治療後の
  リハビリテーション治療のポイント
- 外反母趾に対する運動療法（母趾外転筋運動訓練）
- 足趾・前足部障害に対するリハビリテーション治療
- 変形性足関節症に対する運動療法
- 成人期扁平足への対応
- 小児期扁平足への対応
- 糖尿病および末梢血管障害による足部障害への対応
- 関節リウマチに伴う足趾，足部の変形や障害に対する整形外科
  およびリハビリテーション治療
- 足関節および足部の障害に対する装具治療（療法）の現状と
  処方上のポイント
- 靴選びのポイント ―靴の構造と機能―

## 膝関節リハビリテーション診療 マニュアル

No.258

◆ 編集／津田 英一（弘前大学教授）
2021 年 2 月号　定価 2,750 円（本体 2,500 円＋税）

疾患・手術別に膝関節のリハビリテーション治療の手技を解説。
トレーニング方法は写真にてご紹介。初心者から上級者まで、
実践的にお読みいただけます！

### 主な目次

解剖・バイオメカニクス／診断／リハビリテーション治療の基本手技／膝伸展機構障害／膝前十字靱帯再建術／半月板損傷治療
膝関節軟骨損傷／変形性膝関節症／膝周囲骨切り術／人工膝関節全置換術（TKA）／膝関節周囲悪性骨軟部腫瘍手術

全日本病院出版会　〒113-0033　東京都文京区本郷 3-16-4　Tel:03-5689-5989
www.zenniti.com　Fax:03-5689-8030

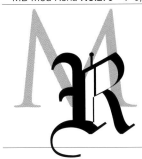

特集／「骨」から考えるリハビリテーション診療
―骨粗鬆症・脆弱性骨折―

# 運動によってどのように骨を増やすか？

永井隆士[*1]　望月　碧[*2]　笠井史人[*3]
雨宮雷太[*4]　宮上　真[*5]　川手信行[*6]

Abstract　骨細胞と骨芽細胞が力学的負荷を感知して骨を形成する．特に骨細胞が骨にもたらされた歪みをいち早く察知し，ストレス感受性陽イオンチャンネルから流入したCaイオンやプロスタグランジン$E_2$によってfosファミリー転写因子が刺激され，骨形成の亢進が生じる．また，増加した一酸化窒素がRANK-RANKLの発現を抑制してosteo-protegerinの発現を増加させることによって，骨吸収を抑えるため骨密度が増加する．

　骨の歪みの変形量を示したものをストレインという．日常生活では1,000uストレイン程度であるが，200〜400uストレインになると骨量が減少する．有酸素運動，歩行や太極拳，ジョギング，ダンス，ジャンプ，ダイナミックフラミンゴ療法などの荷重運動は骨密度の増加をもたらし，水中運動や開眼片脚起立練習はバランス機能やQOLの改善，転倒予防に期待できる．

　運動によって理論的には骨密度が増加するが，継続することが重要である．骨密度が低下してから運動を行っても効果は限局的であり，骨密度が低下する前から運動を行うことが重要である．

Key words　力学的負荷(mechanical stress)，メカニカルストレス(mechanical stress)，骨粗鬆症(osteoporosis)，骨密度(bone mineral density)，運動(exercise)

## はじめに

　短時間ではあるものの宇宙旅行ができる時代に突入し，宇宙が身近な場所になりつつある近頃であるが，宇宙空間に長期間滞在することによって骨密度が低下することが報告されている[1]．これはつまり，重力が骨密度を維持するうえで重要な要因となっていることを示す．本稿では，重力を含めた力学的負荷（メカニカルストレス）がどのように骨を増やすのか，骨粗鬆症に対する運動の効果について解説する．

## 力学的負荷（メカニカルストレス）が骨量を増加するメカニズム

　メカニカルストレスが骨密度を増やすメカニズムはいくつか報告されており，代表的なものを紹介する．

### 1．骨細胞の存在

　骨を構成する細胞は大きく分けると，骨を作る骨芽細胞，骨を壊す破骨細胞，骨基質となる骨細胞の3つである．骨芽細胞が自ら分泌した骨基質に埋め込まれていく過程で骨細胞が形成される．

[*1] Takashi NAGAI，〒142-8666　東京都品川区旗の台1-5-8　昭和大学医学部リハビリテーション医学講座，准教授／雨宮病院整形外科・大腿骨頚部骨折センター／昭和大学医学部整形外科学講座
[*2] Midori MOCHIDUKI，昭和大学医学部リハビリテーション医学講座，助教
[*3] Fumihito KASAI，同，教授
[*4] Raita AMEMIYA，雨宮病院整形外科・大腿骨頚部骨折センター，院長
[*5] Makoto MIYAGAMI，昭和大学医学部整形外科学講座，助教
[*6] Nobuyuki KAWATE，同大学医学部リハビリテーション医学講座，主任教授

1

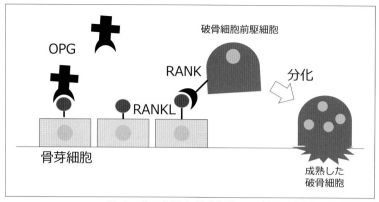

**図 1. 破骨細胞と骨芽細胞の関係**
破骨細胞前駆細胞は RANK，骨芽細胞は RANKL を有し，結合することで破骨細胞前駆細胞は成熟した破骨細胞になる．OPG(osteoprotegerin)は，RANKL をブロックする．運動で OPG が増加するため，運動によって破骨細胞の亢進を抑制できる．

（文献 6 より，筆者作成）

骨細胞は骨に含まれる細胞の 90〜95% を占めていて，骨液で満たされた骨小腔という空間に存在し骨細胞や骨芽細胞と骨細管で情報伝達を行っている．骨細胞は多数の細胞突起を有しており，メカニカルストレスの変化をいち早く捉え骨芽細胞に伝達する[2]．

## 2．力学的負荷(メカニカルストレス)の感知システム

メカニカルストレスが加わると，多少なりとも骨に歪み（ひず）が生じる．歪みの程度(強度，回数，変化量など)が非常に重要となる．骨の歪みを骨小腔や骨細管内の液体に生じた流動を通して骨細胞や骨芽細胞が感知し，圧電位や細胞外液流の変化による液体電位，剪断ストレスを生む．特に，剪断応力に対する応力が最も重要とされている[3)4]．剪断応力に反応し，ストレス感受性陽イオンチャンネルから流入したCaイオンによりfosファミリー転写因子が亢進する．またプロスタグランジンE$_2$の合成が促進されても fos ファミリー転写因子が刺激される[5]．この fos ファミリー転写因子が亢進すると骨形成の亢進が起こり，骨密度が増加する．一方で，ATP(アデノシン三リン酸)が代謝性 P2Y 受容体に結合すると，最終的に一酸化窒素(NO)の産生が増加する．NOは骨髄間質細胞において RANK-RANKL(receptor activator of nuclear factor-kappa B(RANK)ligand(RANKL))の

発現を抑制して osteoprotegerin(OPG)の発現を増加させることによって骨吸収を抑えるため[6)7]，骨密度が増加する．実際にエクササイズなどの運動を行うと OPG が増加して骨密度が増加する[8]（**図1**）．

メカニカルストレスが加わると，骨形成に必要とされている IL(Interleukin)-11 が増加する．IL-11 は，スクレロスチンの関与する Wnt シグナルを活性化する[3]．スクレロスチンは加齢によって増加する糖蛋白であり，スクレロスチンが少ないと骨形成が優位になって骨密度が増加するが，スクレロスチンが多いと骨吸収が優位になって骨密度が減少する．メカニカルストレスが加わると，スクレロスチンが減少するため骨形成が優位になり，骨密度が増加する[9]．

## メカニカルストレスをかけられる運動

骨の歪みが 200 u ストレイン以下になると力学的負荷が不足し，リモデリングが抑制されて骨密度が減少する[10]．ストレインとは，骨に力が加わると骨に「ゆがみ」や「ひずみ」が生じるが，その変形量を示したものである[2]．日常生活では 1,000 u ストレイン程度であるが，ギプス固定中や宇宙空間では 100〜400 u ストレイン[4]にしかならず，骨密度が低下する．骨形成の活性には 1,800 u ストレインが必要とされており[11]，それ以上の抗重力

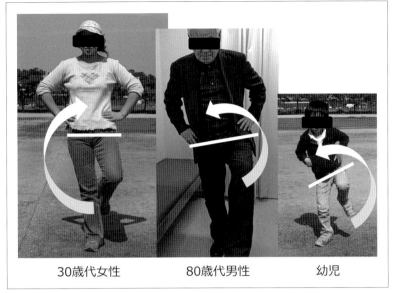

**図 2.** 各年代の開眼片脚起立
成人では骨盤の傾きは小さいが，筋力の少ない高齢者や幼児では，
骨盤の傾斜が大きく，重心は支持脚側に移動する．

運動を行えば骨形成が優位になる．その中でも効率的な運動が必要となるが，骨粗鬆症の患者では胸腰椎圧迫骨折や転倒の危険があり，負担の大きい運動や複雑な動きを伴う運動は勧めにくい．木村は 2005 年以降のエビデンスレベル II 以上のRCT で行われた研究をまとめ，筋肉強化を含む運動，有酸素運動，歩行や太極拳などの軽い動的荷重運動や，ジョギング，ダンス，ジャンプ，ダイナミックフラミンゴ療法などの強い動的，および衝撃荷重運動の単独もしくは組み合わせは，骨密度の増加をもたらし，水中運動や開眼片脚起立などのバランス訓練はバランス機能や QOL の改善，転倒予防に期待できると報告した[12]．

エアロビクスなどの衝撃運動プログラムは，閉経前と閉経後の両方の女性で大腿骨頚部にプラスの効果があり，骨密度の低下を予防できる．衝撃運動だけでなくウェイトトレーニングなどの非衝撃運動でも閉経前および閉経後の女性の腰椎にプラスの効果をもたらすことが示されている[13]．一方で，週 2 回，1 回 30 分の高強度の運動を 8 か月間行うと，腰椎で 2.9%，大腿骨頚部で 0.3%増加した[14]．

### 1．ダイナミックフラミンゴ療法

1 日 3 回，左右の足に対して 1 分間の開眼片脚起立運動をすることで約 53 分間歩行した分の荷重を大腿骨頚部にかけられる．その結果骨密度を増加させ[15]，転倒リスクを減らすことができる[16]．骨密度の増加とバランス能の改善の両方に効果がある．転倒予防のために，洗面台やテーブル，台所など，すぐに手を掴める場所で行うことが重要である．片脚起立時の重心と筋電図を調べると，健常者では上げた脚側に重心が移動し両側の中殿筋，軸足側の脊柱起立筋，挙上側のヒラメ筋が活動するが，高齢者や幼児など筋力が弱い場合は軸足側に重心が移動し，全体的に筋活動量が低く明確な筋活動が確認できない[17]．被検者に片脚起立をしてもらい骨盤の傾斜を見ることで，筋力の低下があるのかどうかも診断できる（図 2）．

### 2．自主参加型運動教室（骨育教室）

共同筆者の病院（雨宮病院，長野県佐久市）で取り組んでいる「骨育教室」の内容を紹介する．週 1回，昼休みの時間を利用して理学療法士，作業療法士が自主的に行っている運動教室である．高齢者が毎週参加しても飽きないように，また全身運動機能を高められるように様々な運動を取り入れた内容となっている．

椅子に座って 1 分間の足踏みでウォーミングアップをして，ゴムチューブ，ボールを使った上

| | |
|---|---|
| • ウォーミングアップ（足踏み1分間含む） | 5分 |
| • ゴムチューブ | 5分 |
| • ボールを使った筋トレ | 5分 |
| • ボールを使ったコオディネーショントレーニング | 10分 |
| • 脳トレ | 10分 |
| • 立位での筋トレ | 5分 |
| • 立位でのバランストレーニング | 5分 |
| • クールダウン | 5分 |
| 休憩（それぞれのトレーニングの間に1分ずつ） | |

**表 1.**
雨宮病院における骨育教室の運動内容
1分間の足踏みからスタート．途中休憩を入れつつ
50分間の運動．ボールやゴムチューブ，クイズなど
の脳トレも取り入れた内容で構成されている．

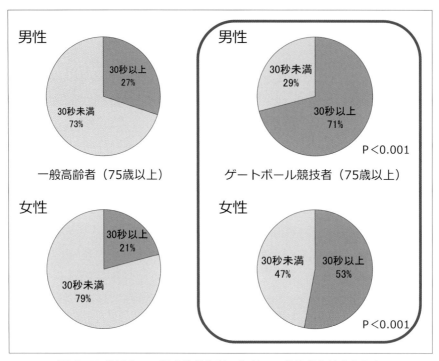

**図 3.** 75歳以上の一般高齢者とゲートボール競技者を対象とした
　　　開眼片脚起立時間の比較
　　　男女ともにゲートボール競技者では，30秒以上起立できる割合が，
　　　有意に多かった（P＜0.001，$\chi^2$乗検定）．

肢下肢の筋トレ，クイズなどの脳トレ，立位での
筋トレやバランストレーニング，クールダウンな
ど，合わせておよそ50分間のメニューとなってい
る（**表1**）．骨密度の増加，バランス能の改善のた
めだけでなく，運動習慣を身に付けること，家に
閉じこもりにならないような動機付けとして役
立っている．

### 3．ゲートボール（図3）

　高齢者に適した運動の目安としては，最高心拍
数の70〜80%程度，疾患を合併する場合は60%以
下にすることが理想的とされている．ゲートボー
ルはゲーム中の最大心拍数は約120拍/分で最大
酸素摂取量（VO₂max）の20%前後であり高齢者に

適したスポーツといえる[18]．
　宮元らは高齢女性のゲートボール競技者を縦断
的に4年間追跡調査し，骨密度（大腿骨頚部，腰椎）
の変化率はゲートボール群がそれぞれ−0.8%/
年，−0.8%/年であり，対照群がそれぞれ−1.2%/
年，−1.1%/年を示し，運動の効果があったこと
を報告している[19]．
　開眼片脚起立時間で比べてみると，地域在住の
後期高齢者で30秒以上起立できた割合は男性
26.8%，女性21.4%であったのに対して[20]，ゲー
トボール競技者では30秒以上起立できた割合は，
男性71%，女性53%であり，ゲートボール競技者
のほうが有意に多かった（P＜0.01）[21]．ゲート

ボールでは試合中に立ち続けていること，片脚で
ボールをスパークするなど不安定な姿勢をコント
ロールする必要があり，バランス能を鍛えられる
スポーツである．

## 結　語

　運動によって理論的には骨密度が増加すると考
えられるが，週1回運動を行った程度で骨密度を
増やすことは難しい．運動を毎日行うように習慣
付けることが重要である．

　また，骨密度が低下してから運動を行っても効
果は限局的であり，骨密度が低下する前から運動
を行うことが必要である．どんな病気も予防に勝
るものはない．骨粗鬆症に関しても一番重要なこ
とは，「骨密度が低くなる前から骨粗鬆症の予防
をすること」である．

## 文　献

1) 大島　博：有人宇宙飛行と宇宙医学．学術の動
　向，9：33-39，2005.
2) 萩野　浩：リハビリテーション治療で骨を変え
　る―骨卒中予防をめざして―．リハ医，58：59-
　65，2021.
3) 松本俊夫：骨粗鬆症とメカノバイオサイエンス．
　*Clinical Calcium*，26：1717-1727，2016.
4) 松瀬博夫：運動が筋・骨に与える影響―最新の知
　見―．整形・災害外科，64：389-396，2021.
5) Yoshida K, et al：Stimulation of bone formation
　and prevention of bone loss by prostaglandin E
　EP4receptor activation. *Proc Natl Acad Sci
　USA*, 99：4580-4585, 2002.
6) 高見正道：破骨細胞の分化と機能．日本臨牀，
　69：1170-1173，2011.
7) Fan X, et al：Nitric oxide regulates receptor
　activator of nuclear factorkappaB ligand and
　osteoprotegerin expression in bone marrow str-
　omal cells. *Endcrinology*, 145：751-759, 2004.
8) Ingrid B, et al：Physical training increases osteo-
　protegerin in postmenopausal women. *J Bone
　Miner Metab*, 30：202-207, 2012.
　Summary　閉経後の女性が1年間，週に3回の30
　分の早足と1〜2時間の有酸素トレーニングを行

うと，RANKLの数は変わらなかったがOPGが増
加して大腿骨の骨密度が増加した．
9) Tu X, et al：Sost downregulation and local Wnt
　signaling are required for the osteogenic respo-
　nse to mechanical loading. *Bone*, 50：209-217,
　2012.
10) Frost HM：Bone "mass" and the "mechanostat"：
　a proposal. *Anatomical Record*, 219：1-9, 1987.
11) Turner CH, et al：Do bone cells behave like a
　neuronal network? *Calcif Tissue Int*, 70：435-
　442, 2002.
　Summary　骨細胞は，繰り返される機械的刺激
　と，副甲状腺ホルモン(PTH)による機械的負荷に
　対して反応する．体重負荷によって，多種多様な
　刺激に対する細胞応答を調節する骨細胞ネット
　ワークが作用すると推測される．
12) 木村慎二：骨粗鬆症のリハビリテーション．リハ
　医，53：908-913，2016.
13) Wallace BA, et al：Systematic review of random-
　ized trials of the effect of exercise on bone mass
　in pre- and postmenopausal women. *Calcif Tis-
　sue Int*, 67：10-18, 2000.
14) Watson SL, et al：High-intensity resistance and
　impact training improves bone mineral density
　and physical function in postmenopausal women
　with osteopenia and osteoporosis：the LIFT-
　MOR randomized controlled trial. *J Bone Miner
　Res*, 33：211-220, 2018.
15) Sakamoto K, et al：Dynamic Flamingo Therapy
　for Prevention of Femoral Neck Osteoporosis and
　Fractures―Part 1：Theoretical Background―.
　*Showa Univ J Med Sci*, 11：247-254, 1999.
　Summary　ダイナミックフラミンゴ療法は，
　WolffとPauwelsのレバーアーム理論に基づく方
　法で，片脚起立によって大腿骨頭にかかる最大応
　力は53.3分歩行した分と同じになる．
16) 北　潔ほか：運動器不安定症に対する転倒骨折予
　防効果の階層分析．運動・物理療法，17：2-8，
　2006.
17) 星　文彦：高齢者の立位における意図的動作に伴
　うバランス制御戦略に関する研究．東北大学，
　68：1-61，2003.
18) 松井美智子ほか：高齢者におけるゲートボール
　ゲームの運動強度．体力医学，32：491，1983.
19) 宮元章次ほか：ゲートボールの実施が高齢女性の
　骨密度に及ぼす影響．体育学研究，44：493-499，
　1999.

20）武隈　清ほか：高齢者における開眼片脚起立時間
と他の体力指標，および運動習慣との関連につい
て．平成 18 年度厚生労働省科学研究費補助金
「「開眼片足起立運動訓練による大腿骨頚部骨密
度の改善と維持の証明並びに筋力・バランス能の

改善による転倒・骨折予防への介入調査」に関す
る研究」分担研究報告書，pp. 5-10，2007.
21）永井隆士ほか：ゲートボールによる開眼片脚起立
時間の延長効果．日整外スポーツ医会誌，**27**：
416-422，2007.

MB Med Reha **No.270**：**7-13**, 2022

特集／「骨」から考えるリハビリテーション診療
―骨粗鬆症・脆弱性骨折―

# 脆弱性骨折予防のための運動療法のエビデンスと実践

本郷道生[*1]　宮腰尚久[*2]

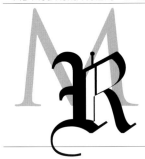

**Abstract** 脆弱性骨折は，椎体，大腿骨近位部，上腕骨近位部，橈骨遠位部などに生じ，椎体骨折で最も頻度が高い．椎体骨折は骨折治癒後に後弯変形を生じ，腰背部痛や脊柱可動性や背筋力，身体活動性の低下などを呈する．大腿骨近位部骨折の治療後も日常生活活動は低下し，生命予後にも影響を及ぼす．運動療法がこれらの脆弱性骨折を予防する効果があるとするエビデンスは少ない．これまで得られた知見に基づいて，転倒や転倒に関連する骨折を予防するために推奨されている運動療法は，バランス訓練や機能回復訓練に，筋力増強訓練を加えたものが良いとされている．また椎体骨折により生じる脊柱後弯は背筋力と関連があり，背筋力を増強する運動により椎体骨折の発生が予防できる可能性がある．しかし運動療法による骨折予防効果に関するエビデンスの質は低く，さらなる研究の蓄積が今後の課題である．

**Key words** 骨粗鬆症(osteoporosis)，脆弱性骨折(fragility fracture)，運動療法(exercise)，椎体骨折(vertebral fracture)，大腿骨近位部骨折(proximal femoral fracture)

## はじめに

骨粗鬆症患者における代表的な脆弱性骨折は，椎体，大腿骨近位部，上腕骨近位部，橈骨遠位部など海綿骨の多い部位に生じ，最も高頻度に発生するのは椎体骨折である[1]．椎体骨折は骨折治癒後には後弯などの脊柱変形を生じ，腰背部痛や脊柱可動性や背筋力の低下，日常生活活動(ADL)の低下，易転倒性，内臓障害など様々な健康障害を呈する[2]．大腿骨近位部骨折の治療後には，ADLは低下し，生命予後にも影響を及ぼすが，高齢化の進行とともにその発生頻度は増加し続けている[3]．これら骨粗鬆症に伴う骨折リスクを低下させ，健全な骨格を維持，改善する治療は薬物療法が主体である[4]．一方，骨折予防には運動療法も有効である可能性があるが，そのエビデンスは脆弱である．本稿では，脆弱性骨折である椎体骨折やそれに伴う脊柱変形，大腿骨近位部骨折の病態，それらの骨折予防のための運動療法のこれまでに得られた知見とその実践について述べる．

## 骨粗鬆症に伴う脆弱性骨折

### 1．椎体骨折と脊柱後弯

骨粗鬆症性椎体骨折は，胸腰椎移行部に最も多く発生し，胸椎でも T7，8 にピークがあって二峰性を示す[5]．画像診断は単純 X 線が一般的で，椎体高の 20％の減少が骨折とされている[6]．椎体骨折が骨癒合した後には，脊柱変形，特に後弯を生じる．既存椎体骨折が存在すると，さらなる新規椎体骨折のリスクが上昇し，骨折は連鎖して後弯変形はさらに進行する[7]．後弯変形は腰背部痛，下肢痛，ADL 低下，易転倒性など様々な筋骨格系の障害を引き起こし，生活の質(quality of life：QOL)は悪化する[8]．また脊柱後弯は，肺機能の低

[*1] Michio HONGO，〒 010-8543 秋田県秋田市広面字蓮沼 44-2　秋田大学医学部附属病院整形外科，講師
[*2] Naohisa MIYAKOSHI，同大学大学院医学系研究科医学専攻機能展開医学系整形外科学講座，教授

下や消化器の障害など内臓障害とも関連し，さらには生命予後にも影響する[9]．

骨粗鬆症性椎体骨折に伴う脊柱後弯は，背筋力と密接な関連があることが示され，また後弯の程度は骨密度にかかわらず，背筋力に影響される[5][10]．また，脊柱後弯によりQOLは低下するが，QOL低下に関連する因子は，腰椎可動性と背筋力であった[11]．したがって，運動療法では背筋力増強訓練，体幹のストレッチなどが有効と考えられる．

### 2．大腿骨近位部骨折と転倒

大腿骨近位部骨折は，薬物治療の普及にもかかわらず，高齢化の進行とともに，発生頻度が増加し続けている[3]．本骨折は，ADLの低下や，寝たきりの直接の原因となり[12]，生命予後を悪化させる．メタ解析によると，大腿骨近位部骨折後1年の死亡リスクは，非骨折者に比べて男性で3.7倍，女性で2.9倍であった[13]．

大腿骨近位部骨折の原因となる転倒の危険因子として，筋力の低下，転倒の既往，歩行障害，バランス障害，補助用具の使用，視覚機能の低下，関節炎，日常生活動作の障害，抑うつ状態，認知機能障害，年齢80歳以上と，様々な因子が関与するため[14]，転倒予防にはこれらの因子に対する総合的な対策が必要である．地域住民女性を対象とした横断研究によると，低筋量，低筋力は，骨折の発生リスクと有意に関連する[15]．一方，椎体骨折や背筋力の低下に伴う脊柱後弯が増強すると，脊柱が前傾し，体幹のバランスが悪化し易転倒性が高まる[16]．したがって，運動により下肢の筋力や，背筋力を強化して脊柱後弯の進行を予防してバランスを改善し，下肢の筋力を増強することにより，転倒を予防し，大腿骨近位部骨折や椎体骨折のリスクを軽減できる可能性がある．

### 骨粗鬆症に対する運動療法

骨粗鬆症患者に対する運動療法の目的は，骨密度の増加，転倒予防，痛みなどを含むQOL改善など様々である．また運動の方法には，筋力増強運動，ウォーキング，ジョギングなどの有酸素運動，体操など柔軟性を高めてバランス感覚を養う転倒予防運動など多彩な選択肢がある．臨床現場では，これらのエビデンスを適切に解釈，選択して運動療法を実践する必要がある．

### 1．骨密度増加効果

骨密度の増加を目的とした研究の多くは，比較的若年の骨粗鬆症患者に対して行われ，運動負荷は比較的強く頻度も高い．Nelsonらによる無作為化比較試験では，高強度の数種類の筋力増強運動を，50歳以上の女性に対し約1年間行わせ，腰椎と大腿骨頚部の骨密度がわずかに増加し，対照群との有意差を認めた[17]．Chienらによる有酸素運動の研究では，1日50〜60分，週2〜3回のウォーキング，ジョギング，階段昇降などの組み合わせにより腰椎の骨密度が増加したと報告されている[18]．有酸素運動は筋力増強訓練と同等の骨密度増強効果が得られ，骨脆弱性のある患者では，強い負荷のかかる筋力増強訓練よりは有酸素運動が適している可能性がある．ただし有酸素運動であるウォーキングは大腿骨骨密度の増加効果があるが，脊椎骨密度の増加効果は認めなかった[19]．Kemmlerらは，閉経後骨減少症女性に高強度の有酸素運動やジャンプ運動，筋力増強トレーニングを組み合わせた複合的な運動を行わせ，16年間経過観察をして適切な運動頻度を検討し，少なくとも週に2回の運動参加が骨密度上昇には必要と報告した[20]．骨密度に対する運動療法の研究をまとめたHoweらのCochrane systematic reviewによると，大腿骨骨密度には下肢の筋力増強訓練が有効で，1.0％の増加を認め，一方，脊椎の骨密度増加に最も有効だったのは複合的な運動プログラムで，3.2％の増加であった[21]．

このように，運動療法は骨密度を増加させる効果が示され，骨粗鬆症診療ガイドラインでも推奨グレードAとされている[4]．しかし運動による骨密度増加の効果は小さく，さらに運動内容や頻度，強度が主として健常者を対象としているため，椎体骨折に伴う脊柱変形や，骨脆弱性と易転

| サブグループ | 運動群 N | 対照群 N | log[Risk Ratio] (SE) | Risk Ratio IV, Random, 95% CI | Risk Ratio IV, Random, 95% CI |
|---|---|---|---|---|---|
| Dangour (2011) | 325 | 294 | 0.6 (0.7) | | 1.8[0.46,7.11] |
| Karinkanta (2007) | 35 | 36 | -1.6 (1.88) | | 0.2[0.01,7.96] |
| Korpelainen (2006) | 84 | 76 | -1 (0.45) | | 0.36[0.15,0.87] |
| McMurdo (1997) | 44 | 48 | -1.5 (1.54) | | 0.22[0.01,4.52] |
| Robertson (2001) | 121 | 119 | -1.3 (0.79) | | 0.28[0.06,1.32] |
| Sakamoto (2013) | 410 | 455 | -0.9 (0.58) | | 0.4[0.13,1.25] |
| Smulders (2010) | 47 | 45 | -1.7 (1.52) | | 0.19[0.01,3.74] |
| Subtotal (95% CI) | | | | | 0.44[0.25,0.76] |

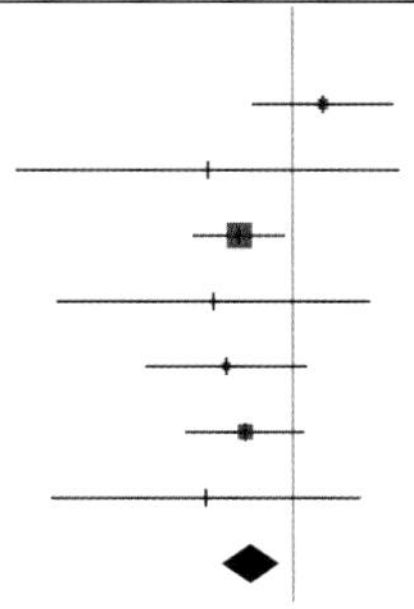

図 1. 転倒関連の骨折の発生に対する運動療法の効果：バランス訓練と機能回復訓練によるコントロール群との比較
（文献 23 より引用）

倒性があり，腰背部痛を伴う高齢者には安全性や継続性の点から適応は限定されると考えられる．したがって骨密度の増加を獲得するためには薬物療法が適しており，運動療法は転倒による骨折リスクを減らすこと，あるいは身体活動性や柔軟性や疼痛，QOL を改善することを目的とするのが合理的である．

### 2．転倒に伴う脆弱骨折の予防に関する運動療法のエビデンス

　低骨密度者に対する運動療法は，数多くの研究により転倒や転倒による骨折，そして転倒のリスクファクターを減らすことができると報告されてきた[22]．運動療法による転倒予防効果に関するSherrington らによるメタ解析によると，選択基準に合致した108のランダム化比較試験（RCT）のあらゆる種類の運動療法全体の評価により，転倒の頻度は23%減少していた[23]．しかしこれらの研究の中で，最終目的である骨折数の減少効果を示した報告は少ない．転倒関連の骨折頻度のデータを解析したのは10論文のみで，その結果によると運動療法は転倒に伴う骨折を27%減少させていた．さらに運動の種類別の骨折予防効果の解析で，バランス訓練と機能回復訓練による運動療法を行った 7 つの研究の解析において，転倒に関連する骨折頻度は56%低下していた（図1）[24)～30)]．一方で，筋力増強訓練単独や，ダンス，ウォーキングや太極拳の有効性は定かではなかった[23]．Kimらは，1 回 60 分，週 2 回，3 か月間の，バランス訓練に筋力訓練を取り入れた運動療法を実施し，1 年目の経過観察で転倒と転倒に伴う骨折の頻度が減少していたことを報告した[31]．Korpelainenらは，30 か月間の衝撃運動，筋力訓練，バランス訓練により，転倒関連の骨折頻度が減少していたと報告した[32]．一方，バランス訓練である，片脚で 1 分間の立位を 1 日 3 回行うダイナミックフラミンゴ療法は，片脚起立時間が増加して転倒回数を減らしたものの，骨折の予防効果は認めなかった[29]．Gill らの70～89 歳の高齢者 1,635 名を対象とする大規模な RCT では，運動群には歩行，筋力訓練，柔軟訓練，そしてバランス訓練を週3～4 回施設訪問と自宅で実施させ，平均 2.6 年経過観察した結果，運動参加率は73%だったものの，骨折発生率は減少しなかった[33]．このように，転倒による骨折予防効果については結論が分かれており，研究によって運動の内容や強度，観察期間が大きく異なることにも起因すると考えられ，本テーマのエビデンスレベルが低い原因にもなっている．今後のさらなる研究成果が待たれるが，現時点での Cochrane review の著者の推奨は，バランス訓練や機能回復訓練に，筋力増強訓練を加えたものが良いとされている[23]．

### 3．運動による骨粗鬆症性後弯変形の姿勢改善効果

　脊柱後弯を伴う患者の姿勢や疼痛，身体活動性の改善を目的として，いくつかの運動療法が報告されている[34)～39)]．Malmros らは，椎体骨折のある

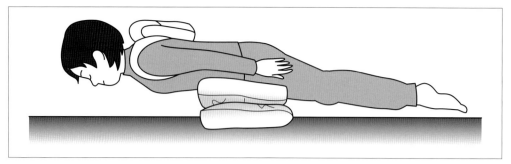

図 2. おもり入りのバックパックを背負った背筋力増強運動

（文献 41 を参考に作成）

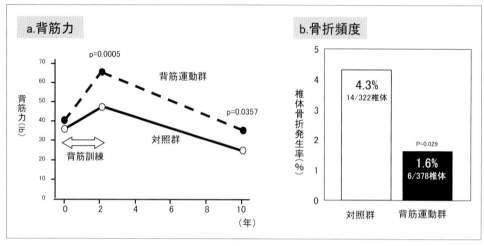

図 3.

おもりを用いた背筋力増強訓練 2 年間実施後，運動群では中断して 8 年後にも背筋力は維持され(a)，椎体骨折の頻度は有意に減少した(b).

（文献 43 より一部引用改変）

骨粗鬆症女性を対象に，バランス，筋力訓練，ストレッチとリラクセーションを組み合わせた運動療法を週 2 回，10 週間行わせたところ，背部痛とバランス能力が改善した[38]．Liu-Ambrose らは低骨密度の 98 例の高齢女性を抵抗運動群，敏捷性運動群，そしてストレッチ体操群の 3 群に分け，週2 回 60 分のプログラムにより 25 週間介入し，QOL スコアが抵抗運動と敏捷性運動群で有意に改善した[37]．Bennell らは，理学療法士による週 1回の施設実施による運動療法で，背部痛と身体機能の改善が得られたと報告した[34]．Papaioannouらは，骨粗鬆症性椎体骨折を伴う女性に対し，1日 60 分，週 3 回のストレッチ，抵抗運動，有酸素運動を家庭内で実施させて，1 年間追跡調査し，疼痛などを含む QOL やバランス能力が有意に改善したことを報告した[39]．しかし骨粗鬆症による

椎体骨折を伴う患者に対する運動療法のシステマチックレビューによると，依然として質の高い研究は少なく，運動療法が有効であるとはまだいえないとされる[40]．

## 4. 背筋運動療法による骨折予防効果

Itoi らは，腹臥位で最大背筋力の 30％のバックパックを背負った背筋力増強運動(図 2)[41]による胸椎後弯への影響を調べたところ，背筋運動療法により胸椎後弯が減少する効果があった[42]．さらにこの 2 年間の背筋運動療法の介入が終了してから，8 年経過後再度の調査では，運動群が依然として背筋力が有意に高く保たれており，しかも脊椎椎体骨折の頻度が 63％低下した(図 3)[43]．このように背筋力増強運動は，脊柱後弯を改善し，脊椎骨折の予防効果があるエビデンスが示された．

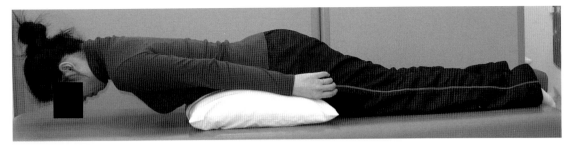

図 4. 低負荷の背筋力増強運動

### 5. 負荷を減らした背筋運動療法による姿勢・QOL 改善効果

　背筋運動療法による問題点は，運動で背負うバックパックが最大背筋力の 30％である平均 22 kg もの重さがあり，これでは骨粗鬆症を伴う高齢者には骨折や疼痛を生じる恐れがあるため，運動プログラムの強度や頻度をどのように減らして良いかを若年ボランティアを用いて検証した．その結果，負荷や頻度，強度をそれぞれ減らしても依然として筋力が増加することが明らかになった[44]．負荷を減らした背筋運動でも，体幹の重量が脊柱伸展筋に負荷されて効果が発揮されると考えられる．

　そこで背中の重りを取り除いた低負荷の背筋運動療法の高齢者に対する効果を検証するため，骨粗鬆症を伴う閉経後骨粗鬆症患者 80 名に対する RCT を実施した[36)45)]．運動群 38 名に対し腹臥位で腹部の下に枕を入れて体幹を重力に抗して持ち上げ，脊柱中間位で 5 秒間維持する動作（図 4）を 1 日 10 回繰り返し，自宅において週 5 回実施するよう指導した．この運動では，腰背部痛が生じる可能性があり過伸展をしないように指導した．背筋力は運動群で有意に増強し，骨粗鬆症患者に対する健康関連 QOL 評価表である JOQOL で評価した QOL スコアも，対照群に比べ有意に改善した．QOL の各項目別では，腰背部痛，ADL，姿勢・体形の項目で運動による改善が認められた．さらに体表計測により脊柱弯曲を計測するスパイナルマウス®を用いた評価では，背筋運動により腰椎前弯が約 3°増加し，その増加量は対照群より有意に大きかった．したがって，家庭で実施可能な低負荷の背筋運動療法は，姿勢改善や QOL 改善の効果があり，運動実施率が高くて有害事象も稀で

あり，高齢者でも継続が可能かつ安全な運動と考えられる．しかしこの低負荷の背筋運動療法の椎体骨折の予防効果については不明であり，今後の検討課題である．

### おわりに

　運動療法は骨粗鬆症に伴う脆弱性骨折を予防する効果がある可能性がある．転倒や転倒に関連する骨折を予防するためには，バランス訓練や機能回復訓練に，筋力増強訓練を加えた複合的な運動が推奨される．また背筋力も重要であり，背筋力増強運動により椎体骨折の発生が予防できる可能性がある．しかしこれらの運動療法による骨折予防効果のエビデンスの質は低く，今後さらなる研究の蓄積が必要と考えられる．

　また，運動単独での治療効果は限定的な場合も多く，適切な運動強度や頻度は確立されておらず，薬物治療など他の保存療法との併用や，種類の異なる運動療法を組み合わせて適切に処方する必要がある．さらに，高齢者への運動療法の処方に際しては，安全性への配慮が極めて重要である．

### 文　献

1) Cauley JA, et al：Long-term risk of incident vertebral fractures. *JAMA*, **298**：2761-2767, 2007.
2) Kado DM：The rehabilitation of hyperkyphotic posture in the elderly. *Eur J Phys Rehabil Med*, **45**：583-593, 2009.
3) Orimo H, et al：Hip fracture incidence in Japan：Estimates of new patients in 2012 and 25-year trends. *Osteoporos Int*, **27**：1777-1784, 2016.
4) 骨粗鬆症の予防と診療ガイドライン作成委員会：骨粗鬆症の予防と治療ガイドライン 2015 年版, 2015.

5) Hongo M, et al : Association of spinal curve deformity and back extensor strength in elderly women with osteoporosis in Japan and the United States. *Osteoporos Int*, **23** : 1029-1034, 2012.

6) Genant HK, et al : Vertebral fracture assessment using a semiquantitative technique. *J Bone Miner Res*, **8** : 1137-1148, 1993.

7) Kadowaki E, et al : Prevalent vertebral deformity independently increases incident vertebral fracture risk in middle-aged and elderly Japanese women : the Japanese Population-based Osteoporosis(JPOS) Cohort Study. *Osteoporos Int*, **21** : 1513-1522, 2010.

8) Miyakoshi N, et al : Impact of postural deformities and spinal mobility on quality of life in postmenopausal osteoporosis. *Osteoporos Int*, **14** : 1007-1012, 2003.

9) Kado DM, et al : Hyperkyphosis predicts mortality independent of vertebral osteoporosis in older women. *Ann Intern Med*, **150** : 681-687, 2009.

10) Mika A, et al : Differences in thoracic kyphosis and in back muscle strength in women with bone loss due to osteoporosis. *Spine*(Phila Pa 1976), **30** : 241-246, 2005.

11) Miyakoshi N, et al : Back extensor strength and lumbar spinal mobility are predictors of quality of life in patients with postmenopausal osteoporosis. *Osteoporos Int*, **18** : 1397-1403, 2007.

12) Sakamoto K, et al : Report on the Japanese Orthopaedic Association's 3-year project observing hip fractures at fixed-point hospitals. *J Orthop Sci*, **11** : 127-134, 2006.

13) Haentjens P, et al : Meta-analysis : excess mortality after hip fracture among older women and men. *Ann Intern Med*, **152** : 380-390, 2010.

14) Guideline for the prevention of falls in older persons. American Geriatrics Society, British Geriatrics Society, and American Academy of Orthopaedic Surgeons Panel on Falls Prevention. *J Am Geriatr Soc*, **49** : 664-672, 2001.

15) Elhakeem A, et al : Lean mass and lower limb muscle function in relation to hip strength, geometry and fracture risk indices in community-dwelling older women. *Osteoporos Int*, **30** : 211-220, 2019.

16) Ishikawa Y, et al : Spinal curvature and postural balance in patients with osteoporosis. *Osteoporos Int*, **20** : 2049-2053, 2009.

17) Nelson ME, et al : Effects of high-intensity strength training on multiple risk factors for osteoporotic fractures. A randomized controlled trial. *JAMA*, **272** : 1909-1914, 1994.

18) Chien MY, et al : Efficacy of a 24-week aerobic exercise program for osteopenic postmenopausal women. *Calcif Tissue Int*, **67** : 443-448, 2000.

19) Ma D, et al : Effects of walking on the preservation of bone mineral density in perimenopausal and postmenopausal women : a systematic review and meta-analysis. *Menopause*, **20** : 1216-1226, 2013.

20) Kemmler W, et al : Exercise frequency and bone mineral density development in exercising postmenopausal osteopenic women. Is there a critical dose of exercise for affecting bone? Results of the Erlangen Fitness and Osteoporosis Prevention Study. *Bone*, **89** : 1-6, 2016.

21) Howe TE, et al : Exercise for preventing and treating osteoporosis in postmenopausal women. *Cochrane Database Syst Rev*, **7** : CD000333, 2011.

22) de Kam D, et al : Exercise interventions to reduce fall-related fractures and their risk factors in individuals with low bone density : a systematic review of randomized controlled trials. *Osteoporos Int*, **20** : 2111-2125, 2009.

23) Sherrington C, et al : Exercise for preventing falls in older people living in the community. *Cochrane Database Syst Rev*, **1** : CD012424, 2019.

24) Dangour AD, et al : Effect of a nutrition supplement and physical activity program on pneumonia and walking capacity in Chilean older people : a factorial cluster randomized trial. *PLoS Med*, **8** : e1001023, 2011.

25) Karinkanta S, et al : A multi-component exercise regimen to prevent functional decline and bone fragility in home-dwelling elderly woman : randomized, controlled trial. *Osteoporos Int*, **18** : 453-62, 2007.

26) Korpelainen R, et al : Effect of exercise on extraskeletal risk factors for hip fractures in elderly women with low BMD : a population-based randomized controlled trial. *J Bone Miner Res*, **21** : 772-779, 2006.

27） McMurdo ME, et al : Controlled trial of weight bearing exercise in older women in relation to bone density and falls. *BMJ*, **314** : 569, 1997.

28） Robertson MC, et al : Effectiveness and economic evaluation of a nurse delivered home exercise programme to prevent falls. 1 : Randomised controlled trial. *BMJ*, **322** : 697-701, 2001.

29） Sakamoto K, et al : Why not use your own body weight to prevent falls? A randomized, controlled trial of balance therapy to prevent falls and fractures for elderly people who can stand on one leg for＜／＝15 s. *J Orthop Sci*, **18** : 110-120, 2013.

30） Smulders E, et al : Efficacy of a short multidisciplinary falls prevention program for elderly persons with osteoporosis and a fall history : a randomized controlled trial. *Arch Phys Med Rehabil*, **91** : 1705-1711, 2010.

31） Kim H, et al : Falls and fractures in participants and excluded non-participants of a fall prevention exercise program for elderly women with a history of falls : 1-year follow-up study. *Geriatr Gerontol Int*, **14** : 285-292, 2014.

32） Korpelainen R, et al : Effect of impact exercise on bone mineral density in elderly women with low BMD : a population-based randomized controlled 30-month intervention. *Osteoporos Int*, **17** : 109-118, 2006.

33） Gill TM, et al : Effect of structured physical activity on prevention of serious fall injuries in adults aged 70-89 : randomized clinical trial (LIFE Study). *BMJ*, **352** : i245, 2016.

34） Bennell KL, et al : Effects of an exercise and manual therapy program on physical impairments, function and quality-of-life in people with osteoporotic vertebral fracture : a randomised, single-blind controlled pilot trial. *BMC Musculoskelet Disord*, **11** : 36, 2010.

35） Chien MY, et al : Home-based trunk-strengthening exercise for osteoporotic and osteopenic postmenopausal women without fracture--a pilot study. *Clin Rehabil*, **19** : 28-36, 2005.

36） Hongo M, et al : Effect of low-intensity back exercise on quality of life and back extensor strength in patients with osteoporosis : a randomized controlled trial. *Osteoporos Int*, **18** : 1389-1395, 2007.

37） Liu-Ambrose TY, et al : Both resistance and agility training reduce back pain and improve health-related quality of life in older women with low bone mass. *Osteoporos Int*, **16** : 1321-1329, 2005.

38） Malmros B, et al : Positive effects of physiotherapy on chronic pain and performance in osteoporosis. *Osteoporos Int*, **8** : 215-221, 1998.

39） Papaioannou A, et al : Efficacy of home-based exercise for improving quality of life among elderly women with symptomatic osteoporosis-related vertebral fractures. *Osteoporos Int*, **14** : 677-682, 2003.

40） Giangregorio LM, et al : Exercise for improving outcomes after osteoporotic vertebral fracture. *Cochrane Database Syst Rev*, **1** : CD008618, 2013.

41） Sinaki M, et al : Efficacy of nonloading exercises in prevention of vertebral bone loss in postmenopausal women : a controlled trial. *Mayo Clin Proc*, **64** : 762-769, 1989.

42） Itoi E, et al : Effect of back-strengthening exercise on posture in healthy women 49 to 65 years of age. *Mayo Clin Proc*, **69** : 1054-1059, 1994.

43） Sinaki M, et al : Stronger back muscles reduce the incidence of vertebral fractures : a prospective 10 year follow-up of postmenopausal women. *Bone*, **30** : 836-841, 2002.

44） Hongo M, et al : Effects of reducing resistance, repetitions, and frequency of back-strengthening exercise in healthy young women : a pilot study. *Arch Phys Med Rehabil*, **86** : 1299-1303, 2005.

45） 本郷道生ほか：骨粗鬆症患者に対する背筋運動療法の腰背痛と脊柱弯曲に及ぼす効果. *J Spine Res*, **5** : 901-904, 2014.

日常診療で役立つ「足関節ねんざ症候群」の解説書！

# 足関節ねんざ症候群
## ―足くびのねんざを正しく理解する書―

**編集** 高尾昌人（重城病院 CARIFAS 足の外科センター所長）

2020年2月発行　B5判　208頁　定価（本体価格 5,500円＋税）

最新の「足関節ねんざ症候群」の知識をわかりやすく整理し、実地医療に重点を置いてまとめた一書！
知識のアップデートに役立つ本書をぜひお手に取りください！

## 主な目次

 全日本病院出版会　〒113-0033 東京都文京区本郷 3-16-4　Tel：03-5689-5989
www.zenniti.com　Fax：03-5689-8030

MB Med Reha **No.270**：15-19, 2022

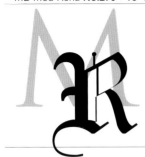

特集／「骨」から考えるリハビリテーション診療
—骨粗鬆症・脆弱性骨折—

# 全身振動刺激が骨強度を改善する可能性

佐用寛文[*1]　柳　久子[*2]

Abstract　骨密度を改善させるためには，骨にひずみを生じさせるような大きな力を加える必要がある．近年注目されている，全身振動刺激療法はニュートンの運動第2法則のF(力)＝m(質量)×a(加速度)を利用し，振動により加速度を増加させることで，刺激を受けている者に対して大きな負荷を加えることができる．有害事象も少なく，比較的安全に骨に大きな力を加えることができる方法で，骨密度の低下を抑制することや骨密度の改善が得られるとされている．全身振動刺激の大きさは，振動パラメーターの組み合わせにより異なり，骨へ与える影響は振動パラメーターや姿勢，機器の種類によって異なる．全身振動刺激の理想的なパラメーターは未だわかっていないが，解剖学的な特徴を考慮し，対象部位に合わせた振動パラメーターを用いることや姿勢を変化させることで，各対象部位に効果的な骨密度の改善をもたらす可能性がある．

Key words　全身振動刺激(whole body vibration)，振動パラメーター(vibration parameters)，振動板の種類(delivery design)，姿勢(posture)

## はじめに

骨粗鬆症とは「低骨量と骨組織の微細構造の異常を特徴として，骨の脆弱性が増し，骨折リスクが高まった状態」とWHOにより定義されている[1]．骨粗鬆症では，骨吸収と骨形成の間に不均衡が存在する．これは主に，脆弱な骨組織の発達に関与する3つのメカニズムによるものであり，① ピーク骨量の達成の失敗，② 過剰な骨吸収，③ リモデリング中の不十分な骨形成によるものである[2]．骨は成長期にモデリングが行われ，生涯にわたって継続的にリモデリングされるダイナミックな組織であり，加えられた機械的負荷が，生涯を通じて皮質骨と海綿骨の両方のモデリングとリモデリングのプロセスに影響を与えることがよく知られている[3]．機械的負荷と骨の適応の関係性として，定期的な負荷のかかる身体活動の大きさ

や頻度が減少すると，過剰な骨吸収や骨密度低下につながるとされている．宇宙飛行による微小重力環境下では，骨密度減少が著しく，6か月間の宇宙飛行中に運動負荷を行っていても大腿骨で平均9%(毎月1.5%)の骨密度低下が認められている[4][5]．Leblancらは，17週間のベッドレストにより腰椎，大腿骨近位，踵骨で骨密度が低下したが，橈骨，尺骨，頭蓋骨での骨密度低下はみられなかったと報告している[6]．これらの報告は，非荷重による骨密度低下が主に重力環境下で荷重を受ける下肢骨に著しく認められやすいことを示唆し，骨密度の維持・改善には骨への荷重負荷が重要であることを示している．骨粗鬆症に対する運動療法として，骨にひずみを生じさせるような，漸増抵抗運動や荷重負荷運動が推奨されており，歩行やサイクリング，水泳などの衝撃の少ない活動は，骨格適応に必要な閾値を超えるには不十分

[*1] Hirofumi SAYO，〒 312-0011 茨城県ひたちなか市中根 4782-1　ジュン整形外科クリニック，理学療法士
[*2] Hisako YANAGI，筑波大学医学医療系，准教授(医学博士)

な負荷しか与えることができず，閉経後の女性の骨量減少の予防にはほとんど効果がないことが示されている[7]．近年，骨粗鬆症の予防や治療の手段として全身振動刺激療法が注目されている．全身振動刺激療法は，簡単に適用でき，費用対効果が高く，骨の障害や再生のための効率的な治療法として，現在広く研究されている．全身振動刺激の特徴は，ニュートンの運動第2法則のF(力)＝m(質量)×a(加速度)を利用し，振動により加速

度を増加させた状態を作り出すことで，刺激を受けている者に対して大きな負荷を加えることができることである．よって，通常の筋力トレーニングのように負荷をかけるための重りを必要とせず，自重だけで力を増大させることができる．そのため，高齢者など大きな負荷をかけながら運動をすることができない者にも適用することができ，身体への負担が少ない安全な手段と考えられている．

## 全身振動刺激と骨密度について

全身振動刺激療法は垂直軸(Z軸)，前額軸(X軸)，矢状軸(Y軸)に対して3次元的に微細振動が起こる振動板を用いて行われる(**図1**)．振動板が生成する力の大きさ(magnitude)は周波数(frequency)と振幅(amplitude)の組み合わせにより変化し，使用する機器によりその大きさは異なる．振動板の種類(delivery design)は2種類に分類され，脚が上下に同時に動く同期式(synchronous)と左右交互に動く交互式(side-alternating)に分けられる(**図2**)．全身振動刺激の効果は様々な要因(magnitude, frequency, delivery design, posture(姿勢)など)により異なるといわれてい

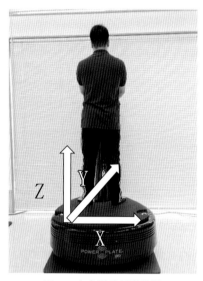

図 1. 全身振動刺激装置

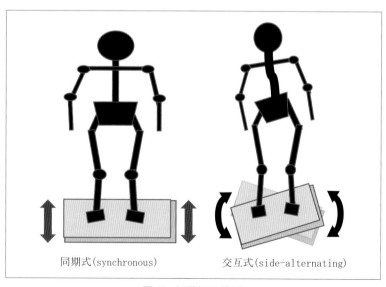

図 2. 振動板の種類

る[8]．以下に全身振動刺激の骨への影響について述べる．

Tezval らはラットを用いた研究において，全身振動刺激が大腿骨近位部の生体力学的強度を改善し，組織形態パラメーターである骨梁領域，骨梁幅，骨梁の連結性，ミネラル含有量の値を改善させたと報告している[9]．Ozcivici らは後肢を免荷した廃用マウス（廃用群）と比較して，免荷期間中に1日 15 分間の全身振動刺激を受けた群（廃用＋全身振動刺激群）では，廃用後，骨原性骨髄間質細胞数が 30％増加し，破骨細胞表面が 30％減少，骨芽細胞表面が 76％増加したと報告している[10]．Elena らのシステマティックレビューでは，全身振動刺激が閉経後および，より高齢の女性の腰椎骨密度を改善し，閉経後の 65 歳未満の女性の大腿骨頚部骨密度が改善したと報告している[11]．Magnitude が骨に与える影響は，振動刺激の大きさが大きければ大きいほど，軟部組織の吸収作用に打ち勝つことができ，刺激部位に対して刺激を効率的に伝えることができるとされている．3 g 以上の magnitude で振動刺激群はコントロール群と比べてより良い治療効果があり，骨密度の低下を回復させる可能性があると報告されている[12]．Frequency が骨に与える影響は，frequency の大きさと frequency と magnitude の関係性から報告されている．12.5〜20 Hz の low frequency の刺激を用いた研究では，全体的に骨密度が改善し，コントロール群と比べて骨密度の低下を抑制したと報告されている[12]．20 Hz 以下の low frequencyと 1 g 以上の high magnitude の組み合わせではコントロール群と比べて腰椎および大腿骨転子部の骨密度が改善し，20 Hz より大きい high frequencyと 1 g より小さい low magnitude の組み合わせでは腰椎骨密度が改善したと報告されている[13]．Delivery design の違いが骨に与える影響は，振動パターンが歩行に類似している side-alternatingではコントロール群と比べて腰椎および大腿骨転子部の骨密度を改善させるが，synchronous では効果がみられなかったと報告されている[12][13]．全

身振動刺激中の posture が骨に与える影響として，全身振動刺激中に運動を併用した場合は骨密度の改善が得られず，運動を併用せずに静的姿勢（立位やハーフスクワット位）を保持した場合には骨密度の改善や骨密度の低下を抑制できると報告されている[12][13]．全身振動刺激が骨密度を改善することや骨密度の低下を防ぐことが報告がされているが，全身振動刺激が骨密度に与える影響は様々な要因の組み合わせにより変化するため，効率的に骨密度を改善させる理想的な介入方法は未だ明確になっていない．特に姿勢についての効果の検討は立位でなされたものが多く，他の肢位で検討されたものはほとんどみられない．そこで我々が行った肢位の違いにおける全身振動刺激が閉経後の女性の骨密度に与える影響について検討した結果を紹介する．

## 肢位の違いによる全身振動刺激が骨密度に与える影響

下肢から全身振動刺激を与えても上半身の筋肉や骨には十分な強度の振動が届かず，上半身には振動の影響がほとんどないと報告されている[12]．そのため，腰椎や大腿骨に十分な刺激を加えるためには振動板から対象部位までの距離を考慮する必要があると考え，我々は肢位の違いによる効果の違いを検討した．対象者は 60 歳以上の閉経後の女性で，腰椎および大腿骨頚部骨密度が若年成人平均値の 70％以上の者とした．対象者をコントロール群，立位群，座位群，介入群の 4 群にランダムに割り付け，介入群の 3 群（立位群，座位群，介入群）には週 3 回，6 か月間の全身振動刺激を行った．振動パラメーターは frequency（35 Hz），amplitude low（2〜4 mm），magnitude（2.3 g）とし，5 分間×2 回の計 10 分間実施した．立位群は膝関節伸展位，体幹直立位とし，座位群は端座位で体幹直立位とした（**図3**）．振動板は Power Plate（synchronous）を使用した．介入群の群内比較では前後変化が認められなかったが，コントロール群ではベースラインと比較して大腿骨頚部骨密度

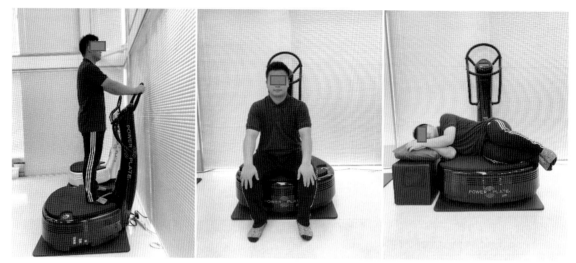

| a．立位 | b．端座位 | c．側臥位 |

**図 3**．肢位の違いによる全身振動刺激

**表 1**．全身振動刺激介入における
大腿骨頚部骨密度への効果

| 姿　位 | | 維持・改善 | 減　少 | 合　計 |
|---|---|---|---|---|
| コント<br>ロール | 度数 | 2 | 9 | 11 |
| | 調整済み残差 | −2.3 | 2.3 | |
| 立位 | 度数 | 6 | 8 | 14 |
| | 調整済み残差 | −0.5 | 0.5 | |
| 座位 | 度数 | 11 | 3 | 14 |
| | 調整済み残差 | 2.6 | −2.6 | |
| 側臥位 | 度数 | 5 | 5 | 10 |
| | 調整済み残差 | 0.1 | −0.1 | |
| 合計 | 度数 | 24 | 25 | 49 |

$\chi^2$検定　P＝0.03，Cramar の V＝0.44

（文献 14 より引用）

の減少がみられた（平均［−0.03±0.03 g/cm³］，95％信頼区間［−0.05〜−0.01］，P＝0.02）．肢位の違いによる骨密度への影響を維持・改善者と減少者に分け，各群の割合を検討した結果，腰椎骨密度には肢位との関連性は認められなかったが，大腿骨頚部骨密度において座位群で他の群よりも骨密度の維持・改善者の割合が多くなった（P＝0.03，Cramar の V＝0.44）（**表 1**）[14]．我々の研究の結果では，全身振動刺激が骨密度の低下を予防することを示し，肢位の違いにより骨密度に与える影響が異なることが示唆された．座位群の大腿骨頚部骨密度において最も効果的であった理由として，立位より座位では大腿骨頚部と振動板との距離が短くなることにより，対象部位への振動の伝達効率が上がり，十分な刺激を与えることができたと考える．我々の研究では，magnitude（2.3 g）で実施され，推奨されている 3 g 以上よりも小さな設定で行われているため，骨密度をより改善させるためには，さらに大きな力を加える必要があると考える．

## 全身振動刺激の今後の展望

全身振動刺激により，骨密度の低下を減らすことや改善することが報告されており，骨粗鬆症などの老化現象を抑制するために使用できる可能性がある．しかし，全身振動刺激により骨密度を改善させる明確なメカニズムは未だわかっていない．さらに，全身振動刺激が骨密度を効率良く改善させる理想的な振動パラメーターは見つかっていない．振動パラメーターや肢位との組み合わせは幾通りもあり，解剖学的な部位の特性など様々な要因を考慮したうえで設定を決定しなければならない．そのため，身体に沿った機械的振動の伝播を予測する必要がある．今後，生体力学的な分析とシミュレーションツールを使用することで，対象部位への刺激の大きさをよりよく理解し，骨密度の変化と関連付けることが必要である．それにより，対象部位の骨密度を改善する最適な振動パラメーターと肢位を見出すことで，振動刺激療法が骨密度を改善させる効果が増大すると考える．

# 文　献

1）Assessment of fracture risk and its application to screening for postmenopausal osteoporosis：report of a WHO study group. *World Health Organn Tech Rep Ser*, **843**：1-129, 1994.

2）Sandhu SK, et al：The pathogenesis, diagnosis, investigation and management of osteoporosis. *J Clin Pathol*, **64**：1042-1050, 2011.

3）Jay TS：Wolff's law（bone functional adaptation）. The International Encyclopedia of Biological Anthropology, 2018.

4）Lang T, et al：Cortical and trabecular bone mineral loss from the spine and hip in long-duration spaceflight. *J Bone Miner Res*, **19**：1006-1012, 2004.

5）松本俊夫ほか：微小重力や長期臥床による骨粗鬆症への挑戦. *Jpn J Rehabil Med*, **46**(12)：764-766, 2009.

6）Leblanc A, et al：Bone mineral loss and recovery after 17 weeks of bed rest. *J Bone Miner Res*, **5**：843-850, 1990.

7）Robin MD, et al：Exercise for the prevention of osteoporosis in postmenopausal women：an evidence-based guide to the optimal prescription. *Braz J Phys Ther*, **23**(2)：170-180, 2019.

8）Rauch F, et al：Reporting whole-body vibration intervention studies：Recommendations of the International Society of Musculoskeletal and Neuronal Interactions. *J Musculoskelet Neuronal Interact*, **10**(3)：193-198, 2010.
　　Summary　全身振動刺激を用いる際の用語や機器の説明，推奨事項が書かれている文献.

9）Tezval M, et al：Improvement of femoral bone quality after low-magnitude, high-frequency mechanical stimulation in the ovariectomized rat as an osteopenia model. *Calcif Tissue Int*, **88**：33-40, 2011.

10）Ozcivici E, et al：Low-Level Vibrations Retain Bone Marrow's Osteogenic Potential and Augment Recovery of Trabecular Boneduring Reambulation. *PLoS One*, **5**(6)：e11178, 2010.

11）Elena MC, et al：Whole-body vibration training and bone health in postmenopausal women A systematic review and meta-analysis. *Medicine*, **97**(34)：e11918, 2018.

12）Fratini A, et al：Whole Body Vibration Treatments in Postmenopausal Women Can Improve Bone Mineral Density：Results of a Stimulus Focussed Meta-Analysis. *PLoS ONE*, **11**(12)：e0166774, 2016.
　　Summary　振動パラメーターや機器などの違いによる骨密度への影響が書かれている文献.

13）Oliveira LC, et al：Effects of whole body vibration on bone mineral density in postmenopausal women：a systematic review and meta-analysis. *Osteoporos Int*, **27**：2913-2933, 2016.

14）佐用寛文ほか：肢位の違いによる全身振動刺激が閉経後の女性の骨密度に与える影響. 理学療法学, **46**(6)：389-398, 2019.

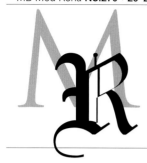

特集／「骨」から考えるリハビリテーション診療
―骨粗鬆症・脆弱性骨折―

# 微小重力の骨量減少と対策

大島　博*

Abstract　長期宇宙飛行や長期臥床では，骨への荷重負荷が減少し，骨吸収亢進と骨形成低下により骨粗鬆症の約10倍の速さで骨量は減少する．さらに，抗重力筋（体幹筋・大腿四頭筋・下腿三頭筋など）が萎縮し，地球帰還直後の転倒骨折リスクが高まる．
　宇宙飛行の骨量減少対策には，骨粗鬆症治療と同様に，栄養・運動・薬剤が重要である．国際宇宙ステーションの宇宙飛行士には，約1,000 mgのカルシウム，10 $\mu$gのビタミンDを含む2,800 kcalの宇宙食と，ビタミン$D_3$サプリメント（Cholecalciferol, 800 IU）を提供している．軌道上の宇宙飛行士は，骨への荷重負荷と筋萎縮・有酸素能力低下を予防するために，抵抗運動と有酸素運動からなる体力トレーニングを毎日2時間実施している．栄養と運動にビスホスホネート服用を併用することで，宇宙飛行の骨量減少と尿中カルシウム排泄増加は予防できる．

Key words　宇宙飛行（space flight），ベッドレスト研究（bed rest study），骨量減少（bone loss），抵抗運動（resistive exercise），ビスホスホネート（bisphosphonate）

## はじめに

　日本は国際宇宙ステーション（**図 1-a**）に参加し，日本宇宙実験棟の運用管制，日本人宇宙飛行士の長期宇宙滞在，補給船による物資輸送など，信頼性の高い有人宇宙技術を蓄積してきた．これまでの成果を踏まえ，各宇宙機関は月・火星への有人宇宙探査に向けた準備を開始し，民間人の宇宙旅行が現実化している．

　ヒトは進化の過程で地球環境に適した構造と機能を獲得してきたので，無重力の宇宙飛行では様々な人体影響が生じる．宇宙医学は宇宙飛行の健康障害リスクを軽減し，個人やチームのパフォーマンス向上に役立てる研究開発を行い，安全な有人宇宙開発に貢献している．本稿では微小重力における骨量減少と対策を紹介する．

## 微小重力の骨量減少

### 1．長期臥床の骨量減少

　宇宙飛行における身体影響を地上で模擬し，対策法の妥当性を検証する目的でベッドレスト研究（**図 1-b**）が行われる．宇宙航空研究開発機構（JAXA）は，欧州宇宙機関（ESA），および仏国立宇宙センター（CNES）と共同で90日間のベッドレスト研究を行い，薬剤を用いた骨量減少対策を検証した[1)2)]．被験者は6°ヘッドダウン（宇宙での体液シフトを模擬）のベッド上で90日間臥床し，歩行再開後1年間までの回復状況を観察した．

　大腿骨近位部の骨密度は，臥床直後から減少し90日間のベッドレスト終了時には−6.2%（−2%/月）まで低下した（**図 2-a**）．骨吸収マーカー（血清CTX-$\beta$）は，ベッドレスト14日目から著しく亢進し，歩行再開後急速に回復した（**図 2-b**）．骨形成

* Hiroshi OHSHIMA，〒 301-0007 茨城県龍ヶ崎市馴柴 1-15-1　牛尾病院整形外科，部長／JAXA，客員研究員

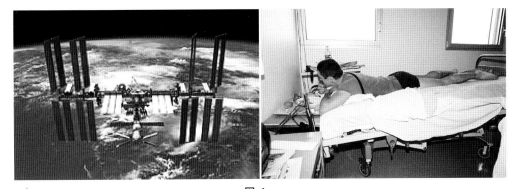

図 1.
a：国際宇宙ステーション（ⒸNASA，JAXA）
b：長期ベッドレスト研究（ⒸJAXA，ESA，CNES）

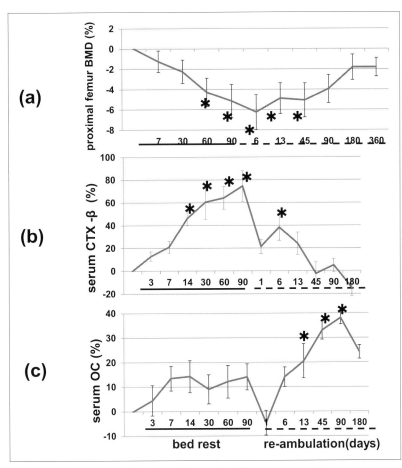

図 2. 長期臥床の骨密度・骨代謝マーカーの変化

a：大腿骨近位部の骨密度は，臥床3か月で6.2%減少した．
  ＊P＜0.01 VS 飛行前コントロール
b：骨吸収マーカー（血清CTX-β）は，臥床14日目から著しく亢進し，歩行
  再開後回復した．
c：骨形成マーカー（血清オステオカルシン）は，臥床中やや増加し，歩行再
  開後亢進した．

（文献1より引用改変）

表 1. 宇宙飛行による部位別骨量減少率

| 部　位 | 骨量減少率(%/月) |
|---|---|
| 大腿骨転子部 | 1.56±0.99 |
| 骨盤 | 1.35±0.54 |
| 大腿骨頚部 | 1.15±0.84 |
| 腰椎 | 1.06±0.63 |
| 全身骨 | 0.35±0.25 |
| 上肢 | 0.04±0.88 |

骨量減少は, 荷重骨で著しく, 非荷重部
では変化が少ない.

（文献 3 より引用改変）

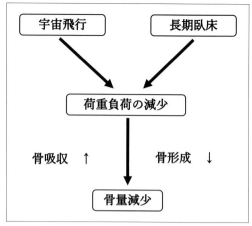

図 3. 不動性骨粗鬆症の病態
（筆者作成）

マーカー（血清オステオカルシン）は, ベッドレスト中やや増加し, 歩行再開後著しく亢進した（**図2-c**).

## 2. 宇宙飛行の骨量減少

DXA（dual-energy X-ray Absorpfiomefry）で宇宙飛行士の骨量減少率を計測すると, 大腿骨転子部 1.56%/月, 骨盤 1.35%/月, 大腿骨頚部 1.15%/月, 腰椎 1.06%/月など荷重骨で著しく, 上肢 0.04%/月など非荷重骨の影響は少ない（**表1**)[3]. 6 か月間宇宙飛行後の骨量減少回復には, 約3～4 年を要する[4]. QCT（定量的コンピューター断層撮影）での骨量減少率は, 大腿骨頚部の海綿骨 2.7%/月, 皮質骨 0.4%/月, 全体 1.2%/月と, 骨量減少は骨代謝の活発な海綿骨で著しく, 皮質骨の内側から薄くなる[5].

骨吸収マーカーは, 飛行中に著しく亢進し, 地球帰還後, 次第に飛行前値に回復した[6]. 骨形成マーカーは, 飛行中低下し, 地球帰還後に亢進した. 宇宙飛行の骨代謝マーカー変化は, ベッドレスト研究と同様の増減パターンであった.

宇宙飛行では, 姿勢保持に関係する体幹筋・大腿四頭筋・下腿三頭筋などの抗重力筋が, 随意筋よりも萎縮する. 筋萎縮・筋力低下が進行すると, 船外活動が困難になり, 地球帰還後の転倒骨折リスクが高まる. スペースシャトルでの 1～2 週間の宇宙飛行では, ふくらはぎの筋量は約 0.8%/日（寝たきりの約 2 倍）減少し, 回復には数週間を要する[7]. 長期宇宙飛行では, 筋量・筋力・最大酸素摂取能は約 10～20%減少し, 回復には数か月間を要する[8].

## 3. 不動性骨粗鬆症

骨組織は常に古い骨が吸収され新しい骨が形成され骨量を維持しているが, 骨吸収と骨形成のバランスには, 適度な荷重負荷が必要である. 宇宙飛行や長期臥床により骨への荷重が減少すると, 骨吸収と骨形成のアンカップリングが生じ, 骨量は減少する（**図3**). 宇宙飛行や長期臥床では骨粗鬆症の約 10 倍の速さで骨量が減少するが, これらは続発性の不動性骨粗鬆症に分類される（**図4**).

閉経後骨粗鬆症は, 骨吸収を抑えるエストロゲン欠乏が原因で, 骨吸収が骨形成を上回る. 骨密度減少率は 2～3%/年で, 閉経後 10 年間に骨密度は約 20%低下する[9]. 老人性骨粗鬆症は, 腸のカルシウム吸収低下や, 腎臓での活性型ビタミン D 合成低下などの加齢変化が原因である. 骨形成が骨吸収を下回り, ゆっくりと（1%/年）骨量は減少する.

## 宇宙飛行の骨量減少対策

### 1. 栄　養

宇宙飛行士の年次医学検査で 25(OH)D を測定する. 基準値（30 ng/ml）に満たない地上訓練の宇宙飛行士には, 25(OH)D を投与している. 長期宇宙滞在中の飛行士には, 毎日 1,200 mg のカルシウムと 10 μg のビタミン D を含む約 2,400 kcal/日の宇宙食と, ビタミン D サプリメント（Cholecalciferol, 800 IU）を提供している.

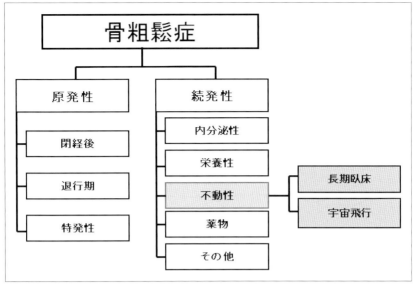

図 4. 不動性骨粗鬆症の分類

(筆者作成)

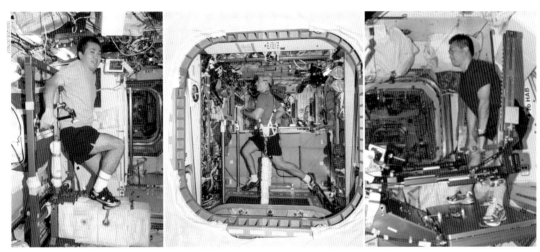

a．自転車エルゴメータ　　　　b．トレッドミル　　　　c．改良型抵抗運動機器

図 5. 国際宇宙ステーション内の運動機器(©NASA, JAXA)

## 2．運　動(図 5)

　宇宙飛行では骨量減少と筋萎縮が進行するので，骨への荷重負荷と筋萎縮を予防する効果的な運動トレーニングが必要となる．国際宇宙ステーションの宇宙飛行士は，自転車エルゴメータ，トレッドミル，および改良型抵抗運動機器を利用して，有酸素運動と抵抗運動からなる体力トレーニングを毎日 2 時間実施している[10)11)]．

　自転車エルゴメータは，複数のインターバルトレーニング(疾走と緩走を繰り返す)などからプログラムを選択し，目標心拍数や，自覚的運動強度

Borg 指数 13(ややきつい)を指標に運動する．

　トッレドミルによるランニングの際には，肩と腰を保持するハーネスとバンジーコードを用いて体重相当の体軸負荷を加えながら，5〜12 km/時の速さで Borg 指数 13 を目安に走る．

　改良型抵抗運動機器は，squats, heel raise, dead lift など約 20 種類の筋肉トレーニングが可能である．体幹と四肢の運動を毎日 3 種目ずつ，8〜12 RM の負荷で 2〜4 セット計画し，効果的に筋萎縮を予防する．同じ運動の連日実施を避けて，筋損傷を予防する．

## 3．薬　物

　長期宇宙飛行では，飛行前骨密度が T-Score-1.5（または YAM 80％）未満，閉経後女性，飛行前尿中 Ca＞200 mg/日，骨折の既往または椎体既存骨折を X 線上認める，FRAX Score（骨折リスク評価）が 15％以上など，どれか 1 つあれば骨量減少リスクが高いとして予防的薬剤投与が望ましい．

　JAXA と NASA は予防的ビスホスホネート投与による宇宙飛行士の骨量減少と尿路結石リスクの軽減効果を確かめる共同研究を行った．薬剤投与群の被験者は，改良型抵抗運動機器を用いた抵抗運動とビタミン D サプリメント（800 IU/d）に加えて，毎週アレンドロネート 70 mg を予防的に服用した．その結果，栄養摂取と抵抗運動にビスホスホネートを併用すると，宇宙飛行の骨量減少と尿中カルシウム排泄増加はほとんど予防できることが確認された[12]～[14]．

## おわりに

　宇宙飛行は加齢変化の加速モデルともいえるが，栄養・運動・薬剤などの予防対策を実践すればリスクは軽減できる．宇宙医学の予防対策を，超高齢社会での健康増進啓発に役立てることが期待されている．

　月面では船外宇宙服を着用（重心移動）してホッピング歩行し，かつ介助要員がいないため転倒骨折リスクが高まる．月面有人探査に向けて，1/6 G の月面重力環境での運動制御技術や，ロボット技術など新たな技術開発が必要である[15]．

## 文　献

1) 国際共同ベッドレスト実験成果報告書．宇宙航空研究開発機構特別資料 JAXA-SP-06-07，つくば，2006．
　Summary　JAXA が ESA（欧州宇宙機関）などと実施した 90 日間臥床研究の報告書．

2) Watanabe Y, et al：Intravenous pamidronate prevents femoral bone mass and renal stone for-mation during 90-day bed rest. *J Bone Miner Res*, **19**：1771-1778, 2004.
　Summary　ビスホスホネートは 90 日間臥床の骨量減少リスクを予防できる．

3) LeBlanc AD, et al：Skeletal responses to space flight and the bed rest；a review. *J Musculoskel-etal Nueronal Interact*, **7**：33-47, 2007.
　Summary　宇宙飛行と長期臥床の骨量減少を部位別に示す．

4) Sibonga JD, et al：Recovery of space flight induced bone loss；bone mineral density after long duration missions as fitted with an expo-nential function. *Bone*, **41**：973-978, 2007.
　Summary　宇宙飛行の骨量減少回復には長期間を要す．

5) Lang T, et al：Cortical and trabecular bone min-eral loss from the spine and hip in long-duration spaceflight. *J Bone Miner Res*, **19**：1006-1012, 2004.

6) Smith SM, et al：Bone markers, calcium metabo-lism, and calcium kinetics during extended duration spaceflight on the mir space station. *J Bone Miner Res*, **20**：208-218, 2005.

7) Akima H, et al：Effect of short-duration space-flight on thigh and leg muscle volume. *Med Sci Sports Exerc*, **32**：1743-1747, 2000.
　Summary　スペースシャトル飛行前後の下肢筋の萎縮と回復を示す．

8) Shackelford L：Musculoskeletal response to space flight. Barratt M, et al(ed), Principles of clinical medicine for space flight, pp. 293-306, Springer, 2008.

9) Okano H, et al：The longterm effect of meno-pause on postmenopausal bone loss in Japanese women；results from a prospective study. *J Bone Miner Res*, **13**：303-309, 1998.

10) Loehr JA, et al：Physical training for long dura-tion spaceflight. *Aerosp Med Hum Perform*, **86**（12 Suppl）：A14-23, 2015.

11) 大島　博ほか：有人宇宙飛行とリハビリテーション．上月正博ほか（編），先端医療シリーズ40　リハ医とコメディカルのための最新リハビリテーション医学，pp. 18-21，先端医療技術研究所，2010．
　Summary　宇宙飛行士の軌道上運動トレーニングと帰還後リハビリテーションの概要．

12) Leblanc A, et al：Bisphosphonates as a supple-

ment to exercise to protect bone during long-duration spaceflight. *Osteoporosis Int*, **24**(7)：2105-2114, 2013.

13）Sibonga J, et al：Resistive exercise in astronauts on prolonged spaceflights provides partial protection against spaceflight-induced bone loss. *Bone*, **128**：112037, 2019.
Summary 宇宙飛行の骨量減少に対するビスホスホネートの効果.

14）Okada A, et al：Bisphosphonate use may reduce the risk of urolithiasis in astronauts on long-term spaceflights. *JBMR Plus*, **6**：2021.〔https://doi.org/10.1002/jbm4.10550〕
Summary 宇宙飛行の尿路結石に対するビスホスホネートの効果.

15）大島 博ほか：月面滞在ミッションに必要な運動生理学に関する検討課題. バイオメカニズム学会誌, **34**：2-3, 2010.

Monthly Book Medical Rehabilitation 増刊号 No.163

# もう悩まない！
# 100症例から学ぶ
# リハビリテーション
# 評価のコツ

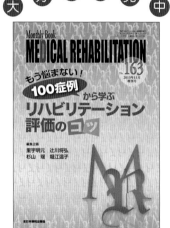

編集企画／里宇明元・辻川将弘・杉山　瑶・堀江温子

リハ臨床において重要な位置を占める評価.
膨大な評価項目の中からどの評価を，どの時点で，どのように活用するのか，
少ない診療時間の中で，優先度をどこに置き，どのように予後予測やリハ処方に
結び付けていくのか，悩むところではないでしょうか.
本書では，実際の診療の流れに沿って，症例ごとに優先度がどこにあるのかが
押さえられます. 評価の流れをマスターしたい初学者のみならず，セラピスト，
連携する他科の先生方などにも是非とも読んで頂きたい１冊です！

MB Med Reha No. 163
2013 年 11 月号
B5 判　454 頁
定価：(本体価格 4,900 円＋税)

## Contents

**診療前にサッと予習！
外せない評価項目とポイントがパッとわかる！**

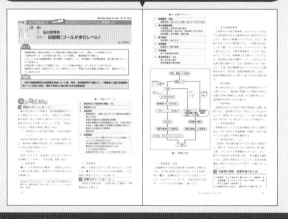

（株）全日本病院出版会

〒 113-0033　東京都文京区本郷 3-16-4
TEL：03-5689-5989　FAX：03-5689-8030
おもとめはお近くの書店または弊社ホームページ（www.zenniti.com）まで！

MB Med Reha **No.270**：27-32, 2022

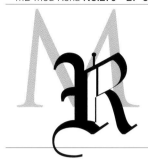

特集／「骨」から考えるリハビリテーション診療
―骨粗鬆症・脆弱性骨折―

# 病院・施設での転倒・骨折予防

小池達也*

Abstract　病院・施設での転倒骨折予防は多くの取り組みや研究がなされてきたが，一向に減る気配はない．骨折のほとんどが転倒によって生じるために，まずは転倒予防策が急務となる．そのためには転倒リスク因子を評価して対象者を絞り込んで転倒防止対策を立てるべきである．転倒リスク因子には内因性と外因性があり，多くの転倒リスクのアセスメントツールが開発されているが，自施設独自のものを開発すべきである．評価したリスク因子の中で多剤服用などの改善し得るリスクを減らし，主として環境要因を改善することが施設での転倒減少につながる．入院患者を対象にバランス訓練や筋力強化を行っても転倒予防には直結しない．骨折を防ぐ際にも環境改善は役立つし，ヒッププロテクターのような患者側に装着する装具も時には有効である．しかしながら，様々な研究が行われているにもかかわらず，特効薬が存在しないことも事実である．

Key words　転倒(fall)，病院(hospital)，施設(nursing home)，予防(prevention)，高齢(aged)，リハビリテーション(rehabilitation)

## はじめに

病院あるいは施設における転倒や外傷に関する問題意識は年々高まっており，多くの施設で対策が取られている．しかし，依然として多くの転倒骨折が生じており，大きな問題であることに変わりはない．入院・入所時の転倒骨折は訴訟問題に発展することもあり，職員全員が転倒骨折に関して明確な認識を持ち，明文化された対策を保持している必要がある．

転倒骨折には様々な要因が複雑に絡み合っているが，ほとんどの骨折が転倒に伴うものであるために，まずは転倒対策が取り組むべき最優先課題となる．転倒の要因には大きく分けて2つあり，1つは内因性転倒因子[1]，もう1つが外因性転倒因子である(**図1**)．一方，不幸にも転倒が生じたとしても骨折が生じる確率は高くはない．逆に言う

と，転倒予防策をいくら講じても転倒ゼロはあり得ないと考えられ，わずかに生じた転倒が骨折に結び付いてしまうこともある．これが転倒予防対策が抱える根本的な問題点である．

転倒骨折は入所者や患者にとってのみならず，施設にとっても負荷がかかる出来事であり，これを防ぐ方策を立てる必要がある．ここでは，転倒と骨折を分けて，リスク因子を概説しながら，リハビリテーションとして対処できる方法を提示してみたい．ここで，覚えておくべきことは，施設における転倒予防に関する研究は「質の改善」の形を取るものが多く，得られた結果を他の施設に応用することが難しい点である．

## 転　倒

### 1．内因性転倒リスク因子

内因性転倒リスク因子には**図1**に挙げたような

＊ Tatsuya KOIKE，〒 545-8585 大阪府大阪市阿倍野区旭町 1-4-3　大阪市立大学大学院医学研究科高齢者運動器変性疾患制御講座，特任教授

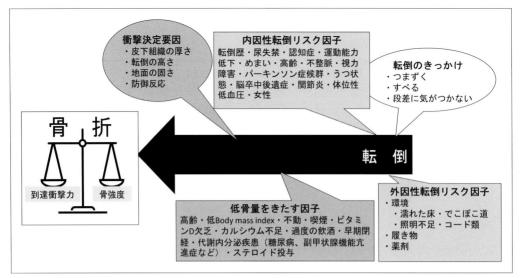

図 1. 転倒および骨折に関係するリスク因子

様々なものが存在する．めまいや脳卒中後遺症など，転倒に結び付くのが容易に想像できるものが多い．これらのリスク因子の中で，最も上位にランクされる危険因子が転倒歴であり，ほとんどすべての臨床研究で常にトップにランキングされる．その理由は，図1に挙げた他の内因性転倒リスク因子が各々独立した要因であるのに対して，転倒歴は様々な転倒リスク因子を包含した複合評価指標となっているためである．これまでの研究[1]で，転倒歴のある対象者の次なる転倒のオッズ比は3を超えており，転倒予防戦略が最も有効に作用するであろう対象であると思われる．

では，内因性転倒リスク因子に対して，リハビリテーションとして何ができるだろうか？運動能力障害に対する筋力強化や歩行練習，あるいは日常生活動作訓練は転倒リスクを下げるはずである．しかし，18か月間にわたりリハビリテーション専門病院へ入院した1,472名の患者の転倒を評価した研究では，9.5%の患者が1回以上の転倒を経験し，多くの転倒は日中に発生し（85%），場所は自室（90%）がほとんどで，約半数の転倒がリハビリテーション介入後1週間以内に発生していた[2]．リハビリテーション開始後の比較的早期に多くの転倒が生じていることを考えると，脳卒中などの疾患により著明に低下した身体機能がリハビリテーションにより回復し始めた時期に転倒が生じやすいことがわかる．実際の能力回復と患者の回復度認識のギャップが存在する時期には特に転倒に注意する必要がある．

## 2．外因性リスク因子

内因性転倒リスク因子には，「高齢」のように，全く介入できないものも存在する．しかし，外因性転倒リスク因子は主として環境要因であるために，正しく認識されていれば速やかに改善が可能である．入院患者の外因性リスク因子としては，施設としての環境要因（バリアフリー化）・薬物治療・浴室における手すりなどの設置・照明・履き物の他に，睡眠導入剤や抗うつ薬の投与が挙げられている[3]．新規入院患者は環境の急激な変化や疾病の存在により不眠をきたすことが多く，そのコントロールのために睡眠導入剤などを処方することは，時としてリハビリテーションを円滑に進める手助けとなる．しかし，同時に転倒リスクを上昇させていることも認識すべきである．

少し発想が異なるが，転倒を未然に防ぐ方法として，アラームシステムがある．主として認知機能に問題のある患者が離床しようとするのを察知する方法で，センサーには様々なものが開発されているが，臨床研究では転倒を抑制できたとする明確なエビデンスは得られていない[4]．考えてみれば当然であり，患者が離床した瞬間をアラームが知らせてくれたとして，スタッフがその場にいなければ転倒を防ぎようがないからである．

ところで，バリアフリーは転倒予防に有効であ

表 1. 転倒アセスメントスコアシートの一例

| 年　齢 | 年齢が 75 歳以上 | ☐ |
|---|---|---|
| 転倒歴 | 過去一年間に転倒した | ☐ |
| 下肢機能障害 | 杖・歩行器・車椅子などの移動エイドを使用 | ☐ |
| | 椅子からの立ち上がりに上肢のサポートを要する | ☐ |
| | トランスファーに介助を要する | ☐ |
| 精神機能障害 | 認知症がある | ☐ |
| | 多動・徘徊がある | ☐ |
| | うつ状態である | ☐ |
| 薬　剤 | 睡眠薬 | ☐ |
| | 抗パーキンソン剤 | ☐ |
| | 降圧剤 | ☐ |
| 排泄行為 | 夜間頻尿 | ☐ |
| | カテーテル使用 | ☐ |
| | ポータブルトイレ使用 | ☐ |
| 合計 | | /14 点 |

ろうか？筆者が考えるに，バリアフリーは入院中の患者に限定して，転倒予防に有効である．どこにも段差がなく，滑り止め対策も取られている環境において，理論的に転倒は起こりにくい．しかし，病院から患者は退院していく．退院先である自宅や周りの環境はバリアフリーとは言いがたく，障害物のない環境での活動に馴れてしまった患者たちの転倒リスクは退院後に急上昇する可能性がある．リハビリテーションスタッフは，退院後も転倒リスクが上昇しないように，患者のバリア対応能力を上げておく必要がある．

### 3. 転倒リスク評価

施設の環境として，照明の届かない場所をなくし，床上の障害物を減らす努力は全利用者に対して必要である．しかし，全利用者に対して個別に転倒予防対策を取ることは，マンパワーからみても現実的ではない．より転倒リスクの高い利用者を同定し，集中的に転倒予防を行うほうが効率が良く，効果も高いと考えられる．これまでに非常に多くの転倒リスクアセスメントツールが開発されてきた．有名なところでは，HFRM Ⅱ (Hendrich Ⅱ Fall Risk Model)がある．本ツールは，① 混乱/方向感覚喪失，② うつ病，③ 排泄の変化，④ めまい，⑤ 性別，⑥ 抗てんかん薬/ベンゾジアゼピンの投与，⑦ 立ち上がり能力のカテゴ

リー別に評価を行い，急性期病院において感度74.9％，特異度 73.9％で転倒を予測することができた[5]．この感度および特異度は十分に受け入れ可能な数字であるが，別の研究者により，対象施設を変更して検証したところ，感度/特異度ともに低下したという報告もある[6]．おそらく，施設そのものの要因，さらに入院患者の特性の違いに起因すると思われる．

したがって，転倒アセスメントツールを使って危険因子を有する患者群を抽出しようとする際に，既存のツールを利用することは問題ないが，あくまでも自施設用に改変して使用すべきである．ポイントは感度および特異度が受け入れ可能なレベルまで高いツールを関係者全員で作り上げていくことである．実際に，我が国で使用されている転倒リスクアセスメントツールをみてみると，転倒を起こしそうな利用者を同定しようとする気持ちが強すぎるのか，多数のリスク因子が評価対象として採用されているケースが散見される．これでは感度は非常に上がるが，特異度が下がってしまい，誰に対して転倒予防介入を行って良いのかが不明瞭になる．表 1 に筆者が作成したリスクアセスメントツールの一例を示す．項目はできるだけ少なくして評価者の負担を減らし，1年程度の期間で実際の転倒の結果をもとに再評価

を行い，項目の変更や重み付けを行っていく．先に述べたように，すべての転倒が外傷を引き起こすわけではない．したがって，筆者は感度をある程度犠牲にしても，特異度を上げる努力が必要と考えている．

### 4．転倒予防介入

　転倒リスク因子を有する入院患者あるいは施設利用者が同定できたとしよう．個人に対して，どのような介入が可能であろうか．環境要因は改善すべきである．しかし，前述した個人にかかわる様々な転倒危険因子や**表1**に掲げたリスク要因は介入可能であろうか？残念ながら多くの要因は介入によってリスクを下げ得る性質を有していない．しかし，確実に介入できる項目は存在する．薬剤投与である．入院患者あるいは新規入所者は複数の医療施設で処方された薬剤を持参することが多い．この傾向は高齢者において特に顕著であり，多剤服薬はそれ自体が転倒のリスク因子である．イギリスで行われた2年間にわたる5,213名の高齢者(60歳以上)を対象とした追跡研究で，多剤服薬者(5剤以上)の転倒率が21％高かったと報告されている[7]．リハビリテーション科医は，初期の段階で内服薬の評価を行い，薬剤の要否を判定し，減薬に努めるべきである．逆の言い方をすれば，患者が入院したときが減薬する最高のタイミングである．

　では，リハビリテーションスタッフはどのように介入を行うべきであろうか．病院の場合は期間も短く介入できる余地は少ない．第一，入院してきた目的は転倒予防ではないので，本来のリハビリテーションのゴールに向けた介入を行うだけで精一杯であろう．もちろん，前述の様々なリスク因子を回避する努力は必要であるのは論をまたない．一方，長期入所の施設の場合は，下肢筋力強化やバランス訓練で転倒骨折を予防することはできるだろうか．この点に関して多くの反論があると思うが，筆者は転倒をある程度抑制できたとしても，外傷は抑制できないと考えている．70歳以上の高齢者で，過去1年間に転倒を経験した345名(つまり転倒高リスク群)を対象としたランダム化試験で，自宅での筋力強化およびバランス訓練を受けた群は0.75回/人年(95％CI 0.04〜1.78，p＝0.006)転倒が減ったことが報告されている．しかし，骨折率には両群間に差を認めなかった[8]．また，LIFE研究という有名な介入試験では，15分間に400mをサポートなしで歩行できる1,635名の高齢者(70〜89歳)を教育群と身体機能強化群に分け42か月間にわたって経過を追跡した．エントリー条件である400m歩行/15分を達成できなくなる割合は年々増加し，42か月後には4割を超える状態となったが，身体機能強化群のほうが有意にその割合は少なかった(p＝0.03)．しかし，転倒により入院する割合や非脊椎臨床骨折の割合には両群間に差を認めなかった[9]．上記2研究は施設入所者を対象にはしていないために，病院や施設での転倒予防に，そのまま適用することはできない．しかし，病院や施設の利用者ではさらに効果が期待できないと筆者は考える．

## 骨　折

### 1．骨折の規定因子

　骨組織が破綻をきたすのは，**図1**にあるように衝撃力が骨強度を上回ったときである．骨折のほとんどは転倒によって生じるが，転倒が必ずしも骨折に直結しないのはそのためである．脆弱性骨折の中で最もやっかいなのが大腿骨近位部骨折であり，生命予後を悪化させ，日常生活活動作能力を低下させ，生活の質を下げてしまう[10]．大腿骨近位部骨折は側方向への転倒で生じることが多いことが知られており[11]，その際の衝撃力を決定する因子を考えてみよう．まず，転倒者の大転子周辺の皮下脂肪の厚みが大きいと衝撃は少なくなる．身長が高い，あるいは立っている場所が高ければ衝撃力は増加し，転倒した床が固くても衝撃は強くなる．高齢になると反射行動が遅くなり，転倒時に手が出ないと大腿骨に直接的に衝撃が加わる．

　骨強度を規定する因子は骨粗鬆症のリスク因子と同じである．**図1**には骨強度を下げる因子を記

載しているが，骨塩量は20歳くらいでピークに到達し，女性では50歳前後から急激に，男性でも60歳前後から緩やかに低下していく．病的でなければ加齢現象であるために，認識されることは少ない．

### 2．衝撃の制御

たとえ転倒しても骨に加わる衝撃力が少なければ骨折は生じない．これを実臨床で達成するためには2つの方向性がある．1つは床に衝撃吸収力を付加する方法で，もう1つは患者側に衝撃を減弱させる装具を装着させる方法である．

床の衝撃力を減らすには，床を柔らかくすれば良い．マットを敷き詰めたり，柔らかい絨毯にすれば転倒時の衝撃を多少とも減弱するであろう．しかし，リハビリテーションの立場から言えば，この方法は逆効果でしかない．患者が床を踏みしめた際に床が柔らかいとバランスを崩す可能性があるし，車椅子や歩行器の操作は困難さが増す．最近，転倒時のみ柔らかくなり，通常歩行時の安定性には問題のない床材（ころやわ Pro 20, Mafic Shields, 静岡県浜松市）が開発されており，今後のさらなる改良に期待したい．

もう1つの方向性が，患者側に衝撃を吸収あるいは分散する装具を装着させる方法である．これが，ヒッププロテクター（**図2**）と呼ばれるもので，多くの臨床研究で骨折（この場合は大腿骨近位部骨折）抑制効果が検証された[12]～[14]．原理は**図2**のように下着型装具の大転子に面する部分にポケットがあり，その中に衝撃を分散するパッドあるいは吸収するジェルを入れて転倒時の衝撃が大転子に伝達されないようにする．前述したように，側方向の転倒で大腿骨近位部骨折が多いために，パッドの設置位置は真横に設定されている[11]．骨折抑制に有効であったとする報告[12]と無効とする研究[13]が相まっており，我々はより詳細に骨折に影響する因子を用いて多変量解析を行ったところ，より骨折リスクの高い高齢者で有効であることを明らかにした[14]．その代表的リスク因子が痩せと転倒歴であった[14]．したがって，入院・入所

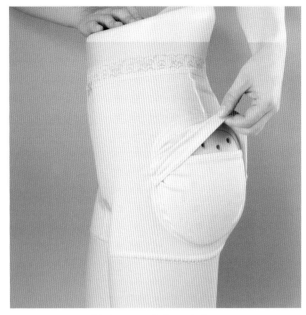

**図2**．ヒッププロテクター
筆者が開発にかかわったユニチャーム社製．「あんしんガードル」

者に対しても大腿骨近位部骨折を防止する目的で装着させるのは良い考えであるが，このヒッププロテクターは着脱がしにくいことなどから装着アドヒアランスが非常に悪い[14]．ここでも新しい材質の登場が期待される．

### 3．骨強度増強

本項目に関しては，骨粗鬆症に対する治療であるので，本特集の別稿に譲りたい．基本的には，骨塩量を骨粗鬆症レベル以上（target）に増加させることが骨折を防ぐ最も有効な方法であると筆者は確信しており，treat to target という考え方が重要である．

### 結　語

転倒骨折予防策は，リハビリテーションスタッフや看護ユニットが主体となって行い，設備改修なども考慮すれば，施設にも協力を求める必要がある．そして，最も重要な参加者が入所者や患者本人である．例えば，入院高齢者などの脆弱な患者の場合，転倒骨折予防戦略に患者を関与させることで，転倒リスクに対する患者の意識を高め，退院後の転倒リスク軽減につなげることができるのである．最後に，すべての転倒が予防できるわ

けではなく，患者や入所者の危険因子は大きく異なり，多くは異なるアプローチを必要とすることを覚えておくことが重要である．転倒骨折予防に特効薬（silver bullet）は存在しない[15]．

## 文　献

1）Deandrea S, et al：Risk factors for falls in older people in nursing homes and hospitals. A systematic review and meta-analysis. *Arch Gerontol Geriatr*, **56**：407-415, 2013.
   Summary　施設入所者と入院患者を分けて内因性転倒リスク因子をメタ解析で抽出．施設入所者では，転倒歴（オッズ比 OR＝3.06）・歩行補助具使用（OR＝2.08）・中等度能力障害（OR＝2.08）が上位リスク因子であり，病院入院患者でも転倒歴（OR＝2.85）が最も強い転倒リスク因子であった．

2）Lee JE, Stokic DS：Risk factors for falls during inpatient rehabilitation. *Am J Phys Med Rehabil*, **87**：341-350, 2008.

3）Callis N：Falls prevention：Identification of predictive fall risk factors. *Appl Nurs Res*, **29**：53-58, 2016.

4）Shorr RI, et al：Effects of an intervention to increase bed alarm use to prevent falls in hospitalized patients：a cluster randomized trial. *Ann Intern Med*, **157**：692-699, 2012.

5）Hendrich A, et al：Validation of the Hendrich II Fall Risk Model：A large concurrent case/control study of hospitalized patients. *Appl Nurs Res*, **16**：9-21, 2003.

6）Kim EA, et al：Evaluation of three fall-risk assessment tools in an acute care setting. *J Adv Nurs*, **60**：427-435, 2007.

7）Dhalwani NN, et al：Association between polypharmacy and falls in older adults：a longitudinal study from England. *BMJ Open*, **16**：e016358, 2017.
   Summary　高齢者の長期観察研究の一環．5,213名の60歳以上の高齢者を10,502人追跡したところ，多剤（5剤以上）服用者1,611名中569名が1回以上の転倒を報告し，多剤服薬していなかった3,602名からは875名の転倒者が出た．転倒発生比は1.21（95%CI 1.11～1.31）で多剤服用者で有意に高値であった．多剤の定義を4剤以上にすると，転倒率は18%増加し，10剤以上にすると50%増加した．

8）Liu-Ambrose T, et al：Effect of a home-based exercise program on subsequent falls among community-dwelling high-risk older adults after a fall：A randomized clinical trial. *JAMA*, **32**：2092-2100, 2019.

9）Gill TM, et al：Effect of structured physical activity on prevention of serious fall injuries in adults aged 70-89：randomized clinical trial（LIFE Study）. *BMJ*, **352**：i245, 2016.

10）Bhandari M, Swiontkowski M：Management of acute hip fracture. *N Engl J Med*, **377**：2053-2062, 2017.

11）Parkkari J, et al：Majority of hip fractures occur as a result of a fall and impact on the greater trochanter of the femur：a prospective controlled hip fracture study with 206 consecutive patients. *Calcif Tissue Int*, **65**：183-187, 1999.

12）Lauritzen JB, et al：Effect of external hip protectors on hip fractures. *Lancet*, **341**：11-13, 1993.

13）van Schoor NM, et al：Prevention of hip fractures by external hip protectors：a randomized controlled trial. *JAMA*, **289**：1957-1962, 2003.

14）Koike T, et al：External hip protectors are effective for the elderly with higher-than-average risk factors for hip fractures. *Osteoporos Int*, **20**：1613-1620, 2009.
   Summary　高齢者施設に入所中の女性672名を施設毎のランダム化でヒッププロテクター群とコントロール群に分け，約1年間の追跡を行った．ヒッププロテクター装着の大腿骨近位部骨折抑制ハザード比（HR）は0.56（95%CI 0.31～1.03, p＝0.06）であり，有意な抑制効果を示さなかった．しかし，層別解析にて，転倒歴のあった群（HR 0.375, 95%CI 0.14～0.98, p＝0.05）およびbody mass index＜19.0の群（HR 0.37, 95%CI 0.14～0.90, p＝0.04）ではヒッププロテクターは有意に大腿骨近位部骨折を抑制していた．

15）Goldsack J：Patient falls：searching for the elusive "silver bullet". *Nursing*, **44**：61-62, 2014.

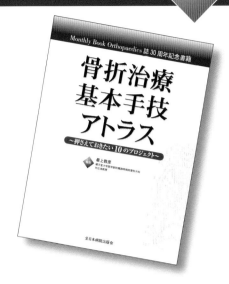
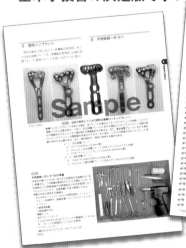
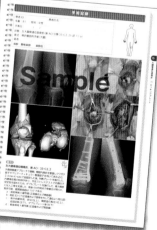

MB Med Reha **No.270** : 34-43, 2022

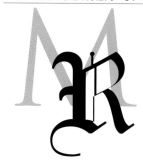

特集／「骨」から考えるリハビリテーション診療
—骨粗鬆症・脆弱性骨折—

# 脆弱性骨折後の骨折をどのように防ぐか
## —リハビリテーション治療の重要性—

高野義隆[*1]　　山本智章[*2]　　星野美和[*3]

中川マユミ[*4]　　石山優子[*5]

　Abstract　脆弱性骨折は高齢者の生活機能を大幅に低下させ，生命予後の悪化をもたらす重大な疾患である．一度，脆弱性骨折を経験した患者の二次骨折リスクは非常に高いため，骨折治療を受けた患者に対し，再骨折を防ぐ介入をすることは極めて重要である．近年，病院やクリニックで実施されている骨折リエゾンサービス(fracture liaison services；FLS)では，多職種協働の再骨折予防サポートチームが設置されている．FLSの目的は，脆弱性骨折患者に対する骨粗鬆症治療開始率および治療継続率を上げるとともに，リハビリテーションの視点に基づいた転倒予防の実践により，二次骨折を防ぎ骨折の連鎖を断つことである．二次骨折予防のための取り組みでは，多職種がそれぞれの専門性を活かして骨折リスクを評価し，ポイントを絞った介入をすることが重要である．

　Key words　脆弱性骨折(fragility fracture)，骨折リエゾンサービス(fracture liaison services；FLS)，二次骨折予防(prevention of secondary fractures)，多職種連携 (interprofessional collaboration)

## はじめに

　脆弱性骨折は骨の強度が低下した結果，軽微な外力で生じる骨折であり，高齢者の生活機能を大幅に低下させ，生命予後の悪化をもたらす．一度脆弱性骨折を経験した患者の二次骨折リスクは非常に高いため，骨折治療を受けた患者に対し，再発する骨折を防ぐ介入をすることは，本人のみならず，家族，地域社会，さらには医療経済の面からも極めて重要なこととなる．

　このような背景から，骨折の連鎖を防ぐためには骨粗鬆症の治療を適切に行うとともに，転倒予防の介入なども実施することが求められている[1]．

　近年，本邦において様々な病院やクリニックで実施されるようになった骨折リエゾンサービス(fracture liaison services；FLS)では，多職種協働の二次骨折予防サポートチームが設置されている．骨粗鬆症マネジャーが中心となり，医師，看護師，介護士，薬剤師，管理栄養士，理学療法士，作業療法士，言語聴覚士，クラークなどが構成員となる．そこでは，多職種が二次骨折予防のための介入をそれぞれの専門職の立場から行う[2]．

## FLSの目的

　FLSの目的は，脆弱性骨折患者に対する骨粗鬆症治療開始率および治療継続率を上げるととも

---

[*1] Yoshitaka TAKANO，〒 950-3304 新潟県新潟市北区木崎761　新潟リハビリテーション病院リハビリテーション部，部長
[*2] Noriaki YAMAMOTO，同病院，院長
[*3] Miwa HOSHINO，同病院地域連携室
[*4] Mayumi NAKAGAWA，同病院看護部
[*5] Yuko ISHIYAMA，同病院栄養科

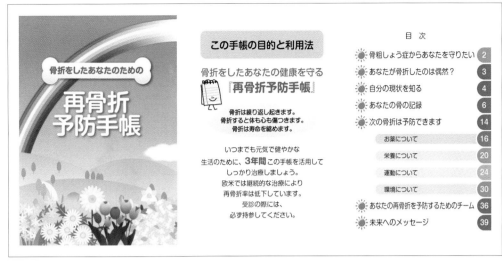

**図 1**. 再骨折予防手帳

に，リハビリテーションの視点に基づいた転倒予防の実践により，二次骨折を防ぎ骨折の連鎖を断つことである．FLS実施の指標として策定された「日本版　二次骨折予防のための骨折リエゾンサービス(FLS)クリニカルスタンダード」において，二次骨折予防の取り組みを普及させるための5つの要素が示されている[3]．

**【ステージ1】対象患者の特定**：FLSによって治療されるべき脆弱性骨折の患者であることを特定し院内に周知させる．

**【ステージ2】二次骨折リスクの評価**：対象患者の二次骨折リスクを確実に評価する．

**【ステージ3】投薬を含む治療の開始**：対象患者に薬物療法と転倒予防による治療介入を行う．

**【ステージ4】患者のフォローアップ**：対象患者が治療を継続し治療効果を評価するためにフォローアップしていく．

**【ステージ5】患者と医療従事者への教育と情報提供**：脆弱性骨折に関する病識と治療の重要性に対する認識を高める．

　本稿では上記5つのポイントを踏まえ，二次骨折予防のための取り組みについてリハビリテーションの観点から述べ，当院での実践例も併せて紹介する．

### 対象患者の特定

　二次骨折予防を多職種で漏れなく達成するため

には，治療されるべき対象患者の特定が明確にされ，それが速やかに周知される必要がある．

　当院では，診断名で対象患者を特定するとともに，明確な除外基準を設けている．対象患者には「再骨折予防手帳」(**図1**)が配布されることにより，多職種が取りこぼすことなく介入可能となっている[4]．対象患者は50歳以上の脆弱性骨折患者であり，大腿骨近位部骨折と臨床椎体骨折後の患者としている．

　対象患者を明確に特定し院内で周知することは，焦点が絞られた介入をするうえでポイントとなる．

### 二次骨折リスクの評価

#### 1．受傷前の状態の確認

　二次骨折予防のためには，受傷(骨折)前の生活状況の詳細な確認が必要である．これは予後予測とそれに基づいたリハビリテーションの目標設定をする際に欠かせない部分である．この情報を確実に取集できていないと，たとえ骨折の治療が適切に行われたとしても，その後の二次骨折予防の介入は不十分なものとならざるを得ない．

　臨床では，骨折受傷前と比較し，退院後の状態において骨折リスクが軽減する例が少なくない．適切な歩行補助具の選定や安全な家屋環境の調整，骨粗鬆症治療薬を含めた服薬調整，食事の摂取内容や摂取時間の改善，介護保険サービスを含

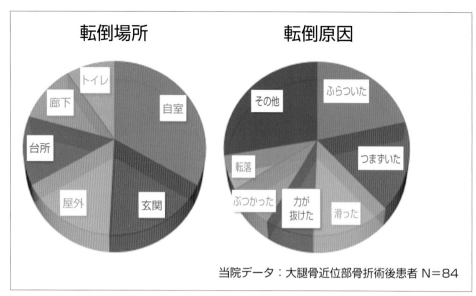

図 2. 大腿骨近位部骨折に至った転倒

めた生活リズムの改善などが適切に行われることによって，転倒リスクが軽減され，受傷前の状態を超えることが可能となるのである．したがって，多因子のリスクを抱える脆弱性骨折後患者に対して，効果的な介入をするためには，受傷前にどのような骨折リスクを持っていたかを把握することが必須となる．

必要となる主な受傷前の情報は以下の通りである．

- 歩行状態(歩行形態)，転倒歴や転倒頻度
- ADL(日常生活活動)の自立度
- 既往歴(既存の骨折や内科的な疾患などの有無)
- 認知症の有無と状態(転倒につながるような病識の欠如など)
- 生活リズム，活動度，介護保険サービスなどを含めた一日の流れ
- 家族構成，外部との交流の頻度
- 栄養状態の確認(一日何食を食べていたか，食事内容)
- 服薬内容(骨粗鬆症治療薬，転倒に関連する薬)
- 興味や関心(退院後に実施したい活動)

**2．骨折リスクの整理(生活の視点の評価)**

受傷前の状態の情報収集をした後，受傷後のリハビリテーションの経過を踏まえながら，今後予想される骨折リスクをカンファレンスにて整理・分析する．特に退院に向けては，生活の視点から以下の3つのリスクを評価することがポイントとなる．

- 転倒しない心身機能
- 転倒を起こしにくい環境整備
- 家に閉じこもらない活動性の確保

当院ではそれぞれの専門職が以下のような評価をしている．

**医　師**：X-P・DXA・骨代謝マーカー測定，処方薬の検討

**理学療法士**：身体機能評価

**作業療法士**：ADL 評価，住環境の調査と分析，興味や関心の聴取

**言語聴覚士**：認知機能・高次脳機能評価，嚥下機能評価

**看護師**：病棟での生活状況，薬の管理や夜間の状態，注意機能や社会性などの評価

**相談員**：介護保険サービスを含めた在宅生活状況の調査

**管理栄養士**：栄養評価

上記の評価に基づいて，カンファレンスでは再骨折予防のために重点的に介入するポイントを多職種で整理し分析している．

**3．多様な転倒要因と身体機能**

大腿骨近位部骨折を受傷した患者の転倒場所と

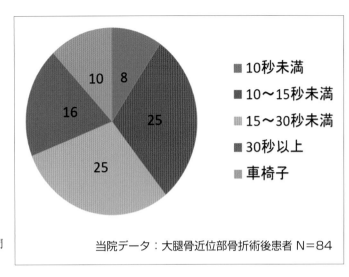

図 3.
退院時 10 m 歩行時間

凡例：
- 10秒未満
- 10～15秒未満
- 15～30秒未満
- 30秒以上
- 車椅子

当院データ：大腿骨近位部骨折術後患者 N＝84

転倒原因（**図2**）をみると，転倒した環境も含めて，様々な要因により転倒していることがわかる．また**図3**のグラフは，当院で大腿骨近位部骨折後患者の退院時 10 m 歩行時間の分布である．これをみると，10秒未満の患者から，30秒以上かかる患者，10 m の歩行が不可能な患者まで多様であり，身体機能の幅が大きいことがわかる．

以上のように，受傷に至る転倒状況や要因は様々であり，骨折後の身体機能にも大きな幅があるという視点は，脆弱性骨折後患者の転倒予防を考えるうえで重要となる．同じ骨粗鬆症，同じ大腿骨の骨折後患者といっても，転倒予防のための運動指導や環境調整は異なるものとなる．特に運動介入する際に，どのような点を重視して行うか，ポイントを絞って介入することが大切であると考える．

## 投薬を含む治療の開始

### 1．骨折により生じた機能障害と体力低下に対しての十分なリハビリテーション

長期臥床による合併症の予防や，心身機能の低下を最小限に抑えるために，早期離床を積極的に進めることが必要となる．大腿骨近位部骨折術後では，特に高齢患者が多くを占めること，認知機能低下を含む合併症が起きやすいことなどにより，車椅子への移乗とトイレでの排泄を，術後可及的速やかに実施することが求められる．当院では，術後翌日に車椅子への移乗とトイレでの排泄

をすることを目標に，リスク管理をしながら病棟での介入を進めている．

術後早期は，疼痛に対する恐怖心が大きい時期である．この時期に患者自身から疼痛や荷重に関する不安をしっかり聴取しておく必要がある．これによって，その後のリハビリテーションの進行がスムーズになるケースが多い．さらに患者が退院後，自宅や施設に戻ったときに疼痛が生じることを過剰に恐れ，「患側下肢に荷重しない」「あまり動かさない」といった望ましくない結果を予防できると考えている．リスク管理をしながらの早期離床と疼痛への配慮という両輪の達成がリハビリテーション早期では必要となる．

### 2．運動療法

#### 1）グループ分類による介入

前述のように，患者の身体機能によって介入方法は異なるが，当院では理学療法士が患者の歩行機能によって大きく3つのグループに分類している．そのグループごとで特に重視する介入方法を選択し，退院後を見据えた効率的な転倒予防を目指している．

#### グループ①：独歩可能な骨折患者のグループ

このグループでは，介護保険サービスの適用外となることが多いため，日常生活上での活動（家事・趣味・地域活動など）を継続し，いかに退院後の活動性を保つかがポイントとなる．自宅でこもりがちになると，座位時間も増加する．座位行動時間が1日に420分を超えると，転倒発生リスク

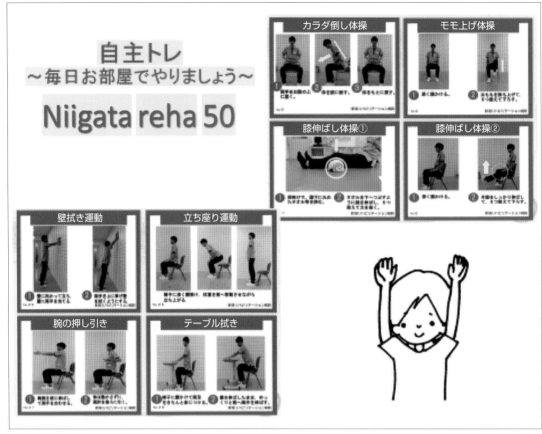

図 4. Niigata reha 50

が高まるという報告もあるため[5]，活動量と不活動量のバランスに着目することが，特に必要なグループである．

運動療法は，自主練習を中心とした日常生活での歩行・姿勢・筋力の維持にポイントを絞っていく．その際に，ロコモティブシンドロームやフレイル，サルコペニアの概念とチェック方法を活用し，身体機能の変化に対して，早めに患者自身に気づきを持ってもらうことが必要となる．

フレイルの特徴は，(1)健康と要介護の中間の段階であること，(2)その状態に早めに気づき，適切に対応することによって，再び健康な状態に戻ることができる可逆性の特徴を持っていること，(3)体の健康だけでなく，栄養面や社会的なつながりが重要な要素となること[6]である．患者に対し，フレイルについてわかりやすく説明したうえで，運動や退院後の活動を促すと納得感が高まり，退院後にも運動習慣が維持されるケースが多い．

### グループ②：少なくとも屋内歩行が自立している骨折患者のグループ（補助具使用）

このグループは転倒リスクが最も高いため，介護保険サービスを適用しながら，活動性の維持と転倒予防をはかる．転倒に関する研究で，高齢者施設で自立歩行している高齢者を対象にした，転倒の詳細をビデオ映像で分析したものがある．それによると，最も頻繁に転倒が起きた原因は，不適切な体重移動によるものであり，立ち上がりや移動動作開始時の転倒が多く，歩行時の転倒は比較的少なかった．すなわち，支持基底面(BOS)よりも身体質量中心(COM)の動揺に起因する転倒が多かった．また机や椅子の脚に躓くという環境的な要因も多かったと報告されている[7]．

つまり，このグループに対しての転倒予防は，バランス能力を高める運動指導と，動線に障害物を置かないなど，後述するような住環境整備にポイントを置く必要があると考えられる．また，動作指導として，過渡動作についての指導も重要で

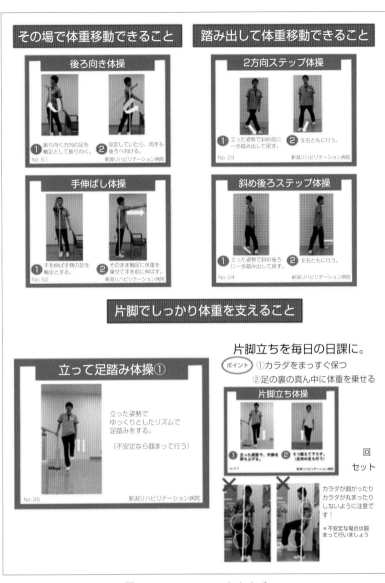

図 5. バランスエクササイズ

ある.「立ち上がったとき」「歩き出すとき」「止まって方向転換するとき」「扉を開けるために一歩斜めに下がるとき」「歩行器から手すりに持ち替えるとき」など,生活の場面には多くの過渡動作が存在する.それらを念頭に置きながらバランス練習や ADL 指導,環境整備を行う.

当院では『Niigata reha 50』(図4)という自主トレーニングメニューを作成し,その中から患者の状態に特化したエクササイズを選んで運動指導している.

バランスエクササイズの具体例として,以下に示す(図5).

① その場で色々な方向に体重移動する体操,斜め後ろや前にリーチする体操
② 一歩踏み出して体重移動する体操
③ 片脚でしっかり体重を支える体操(ゆっくりと足踏みを繰り返す,片足立ち)

すべての体操は体が曲がってないか,丸まってないかを1つずつ確認しながら行っている.また,入院中に何度も繰り返し実施することによって,退院後の自主運動の習慣化をはかっている.

**グループ③:歩行などの移動が見守りや介助が必要な骨折患者のグループ(車椅子も含む)**

このグループに当てはまる患者は,何かに掴ま

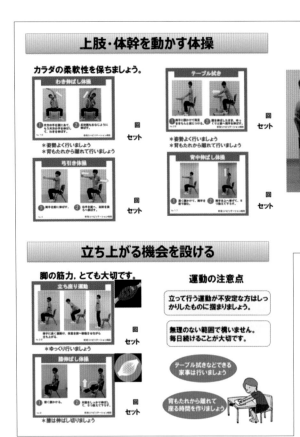

図 6.
運動指導に用いる資料

るなど，上肢の支持でバランスを保ち動作することが多い．上肢や脊柱の動きが硬くなると，適切に支持できずに転倒のリスクが高くなったり，介助量が増えやすい段階といえる．また，長期臥床によって体幹の深部筋は，自立した高齢者と比較して萎縮するという報告や，歩行困難群では大腿四頭筋の廃用性萎縮が著明に進行するという報告がある[8]．したがってこのグループでは，(1)上肢や脊柱の動きを保つこと，(2)体幹や下肢筋力を中心とした筋力強化をすることが運動指導のポイントといえる．

　具体的には

・上肢・体幹を動かす運動を重視すること

・背もたれから離れる機会を増やすこと

・立ち上がる機会(足で踏ん張る)を設けることを意識して運動指導を進める．また，患者や家族，ケアマネジャーや介護施設職員と内容を共有することも必要となる．

　当院での指導内容を以下に示す(図6)．

### ① 上肢・脊柱を動かす体操

　座ってできるので，病室での自主トレや集団体操でも取り入れている．この体操での注意点は，可能な方には背もたれから離れて行ってもらうことである．

### ② 仙骨座りにご用心

　仙骨座りといわれる，背もたれに完全に寄り掛かった状態で座り続けることは望ましくない．上肢や体幹の動きが十分に引き出せず，体幹筋にも刺激が入りにくい状態となるからである．さらに，この姿勢が強くなると，立ったときの股関節の適合が低下し，結果として，立位の不安定性が増すことにもつながる．

### ③ 立ち上がる機会を設ける

　歩行の機会が減少するこのグループの患者では，日常的に足で踏ん張る機会が非常に少なくなる．したがって，掴まった状態での立ち座りや膝伸ばしの体操など，足を使う体操を多く取り入れている．

○○　○○　様　　　　担当作業療法士：■■■■
転倒の危険がある場所を○で示しています．注意しましょう

お部屋の敷物
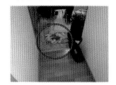

出入り口のマットと段差
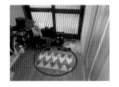

台所の台
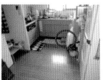

スリッパは履かない
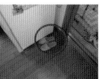

トイレのマット
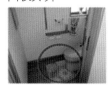

トイレの戸の開閉

○○　○○　様　　　　担当作業療法士：■■■■
転倒の危険がある場所を○で示しています．注意しましょう

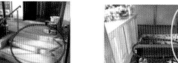

玄関前の階段
手すりを使用して昇り降りしましょう．

玄関上がり框の段差
新しく手すりを設置します．（黄色部分）
手すりを使用して昇り降りしましょう．

居間に入るための通路
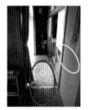
新しく手すりを設置します．（黄色部分）
手すりと壁を使用し歩きましょう．
カーペットは躓きやすいので滑り止めを
使用したり，場合によっては除いてみて
下さい．

トイレの中

新しく縦手すりを設置します．（黄色部分）
手すりを使用することで振り返りやすくなり
足がもつれて転倒する危険が減少します．

図 7. 訪問指導書

**表 1.**
家屋調査実施群と未実施群の転倒率
（当院データ：大腿骨近位部骨折術後患者
N＝72）

| | 実施群 | | 未実施群 | | P 値 |
|---|---|---|---|---|---|
| | 転倒者数（年齢） | 転倒率 | 転倒者数（年齢） | 転倒率 | |
| 1か月 | 0/21（84.2±6.3） | 0% | 8/51（82.7±10.5） | 15.7% | <0.007 |
| 3か月 | 0/17（84.9±6.5） | 0% | 4/40（83.2±9.3） | 10.0% | <0.023 |
| 6か月 | 1/15（85.1±6.6） | 6.7% | 5/21（82.1±9.7） | 23.8% | <0.058 |
| 1年 | 2/8（84.9±6.1） | 25.0% | 3/11（80.2±10.3） | 27.3% | <0.912 |

### 3．住環境整備

当院では退院後，自宅での転倒を防ぐ取り組みとして，作業療法士が家屋調査による環境調整を実施している．家屋調査の実施は転倒理由や認知症の有無など患者の状況により判断し，患者や家族の意向を含めて調整をしている．訪問後には転倒の恐れがある場所に○を付けた訪問指導書（**図7**）を渡して指導している．指導書には優先度の高い環境調整場所を6つ程度に絞り，わかりやすくすることを心掛けている．当院での実施状況をみると，家屋調査実施群は有意に転倒予防効果があることがわかる（**表1**）．

### 4．栄養指導

65歳以上の大腿骨近位部骨折患者に対して強化型栄養療法を行うことが推奨されている[9]．具体的な方法として高エネルギー蛋白質栄養剤の追加や，管理栄養士によるカウンセリングなどの介入方法がある．

当院では，脆弱性骨折の患者に対して入院中の栄養介入だけでなく，退院時にも栄養指導を行っている．言語聴覚士からの嚥下機能に関する情報を踏まえながら，バランスがとれた骨のための食事とはどのようなものなのかをイメージしてもらうために，1食分のメニューをイラストにしたものを用いている．また，食材の目安量を示した資

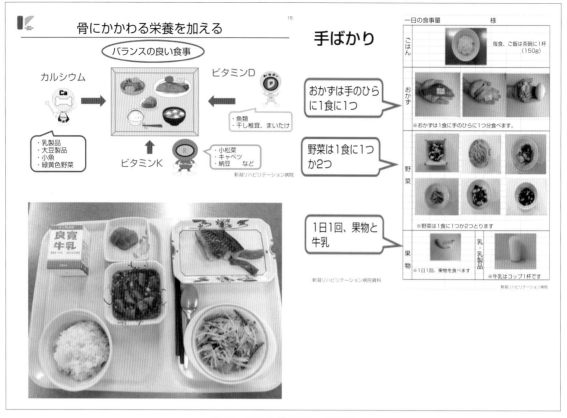

図 8. 栄養指導に用いる資料

料や，病院で実際に提供している食事の写真も使用しながら，わかりやすく，実行しやすい栄養指導とするために工夫をしている（**図 8**）．

## 患者のフォローアップ

大腿骨近位部骨折術後は 6 か月程度リハビリテーションによる機能回復が期待でき，退院後のリハビリテーションの継続は有効であるとされている[1]．つまり，退院後も機能回復が見込めるということとなる．

退院後の患者の治療や生活を支え，継続のカギを握るのは，かかりつけ医や介護従事者である．したがって，病院からの情報提供を各領域から漏れなく行い，退院後に切れ目のないリハビリテーションの介入が可能となるよう，はかることが必要である．

また当院では，患者の退院後に骨粗鬆症マネジャーが電話や E メール，手紙での調査を通して服薬状況や転倒の有無，食事の内容，運動の実施状況，ADL の自立度などの聞き取りを行ってい

る．この際に懸念事項があれば，担当の専門職にフィードバックを行い，退院後も患者をフォローアップできるよう連携している．

## 患者と医療従事者への教育と情報提供

### 1．患者と家族に対して

「脆弱性骨折は，偶然に起きた骨折ではなく，骨粗鬆症が原因であること」「大腿骨近位部骨折をした方は反対側が通常の 4 倍折れやすくなること」「骨折が治っても，適切に予防しないと繰り返してしまうこと」をわかりやすく説明することは，患者・家族への教育となり，治療へのモチベーションを高めることとなる．この際に，「再骨折予防手帳」などのツールがあると大変役立つことが多い．

### 2．医療従事者に対して

当院では，患者に対して説明や指導を行うにあたり，スタッフによる偏りや漏れがなく統一した説明ができるよう「再骨折予防手帳」（**図 1**）という共通ツールを使用している．また，定期的に web

講演会などを活用して骨粗鬆症治療に関する勉強会を実施することで，全職種の知識の底上げをはかっている．

## おわりに

患者にとって骨折は，もちろんしないに越したことはないが，骨折をきっかけとして生活を見直すことは可能である．食事や体の動かし方，環境などを見直し，新たな生活を作り上げることを支援していくことが，脆弱性骨折患者のリハビリテーションに携わる際に必要となる．病院にいるときの『患者』ではなく，本来の居場所で様々な顔を持っている『生活者』としての姿をどのようにイメージできるか．そのイメージを共有しながら，多職種がそれぞれの専門性を活かし，ポイントを絞って介入することは二次骨折予防のリハビリテーションにおいて重要であると考える．

## 文　献

1) 日本整形外科学会診療ガイドライン委員会・大腿骨頚部/転子部骨折診療ガイドライン策定委員会（編）：大腿骨頚部/転子部骨折診療ガイドライン2021（改訂第3版），南江堂，2021.
2) 萩野　浩：骨粗鬆症リエゾンサービスの現状と課題．整・災外，**62**：1565-1677，2019.
3) 山本智章：Fracture Liaison Services（FLS）クリニカルスタンダードの概要．整・災外，**62**：1609-1612，2019.
   Summary　二次骨折予防の取り組みを始める際に必要なエビデンスに基づいた指標が示されている．
4) 山本智章ほか：大腿骨近位部骨折患者における3年間の骨折リエゾンサービスの結果から見える意義と課題．日本骨粗鬆症学会誌，**5**：670-686，2019.
5) 北湯口　純ほか：地域在住高齢者の身体活動および座位行動と転倒発生との関連：1年間の前向きコホート研究．運動疫学研究，**18**（1）：1-14，2016.
6) 飯島勝矢：さらなる健康長寿社会への挑戦．フレイル予防・対策：基礎研究から臨床そして地域へ．pp.9-15，公益財団法人長寿科学振興財団，2021.
7) Robinovitch SN, et al：Video capture of the circumstances of falls in elderly people residing in long-term care：an observational study. *Lancet*, **381**（9860）：47-54, 2013.
   Summary　高齢者の実生活における転倒現場を撮影した画像の解析を通して，転倒原因に関する多角的な視点を与える．
8) 池添冬芽：筋トレの生理学―筋委縮と筋肥大．臨床リハ，**29**（2）：123-130，2020.
9) 一般社団法人日本リハビリテーション栄養学会：リハ栄養診療ガイドライン．2020.

MB Med Reha **No.270**：**44-50**, 2022

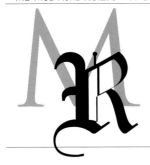

特集／「骨」から考えるリハビリテーション診療
―骨粗鬆症・脆弱性骨折―

# 地域在住高齢者の転倒・骨折予防

松本浩実*

Abstract　地域在住高齢者の1年間の転倒頻度は15〜20%程度であり，特徴として転倒は室内で多く発生していること，女性に多いことが挙げられる．転倒の要因として大きく分けて内的要因（身体機能や疾患が要因）と外的要因（住宅の環境や履き物などが要因）がある．様々な種類の運動を行うことは転倒予防効果があり，特にバランスを維持する要素の運動を含めることが重要である．一方で，住宅内の転倒しやすい環境を見直すことは即効性のある転倒予防介入といえる．ポピュレーションアプローチとして地域住民全体へ転倒予防の意義について啓発することで意識や健康行動が変わり，集団としての転倒リスクの軽減につながる．ポピュレーションアプローチの実施前にはその地域でなぜ転倒が発生しているのかといった背景要因抽出のために地域特性を量的，質的に評価する必要がある．そして，そこで抽出された危険因子に対してオリジナルの転倒予防方法を考案することが重要である．

Key words　転倒（falling），地域在住高齢者（community-dwelling older adults），運動療法（exercise），ポピュレーションアプローチ（population approach）

## はじめに

地域高齢者では潜在的な骨粗鬆症患者は多く，転倒によって脆弱性骨折を発生し，QOLの低下，要介護状態へ移行することが多い．本稿では地域在住高齢者の転倒の特徴および要因を解説し，具体的な介入事例を紹介する．

## 地域在住高齢者の1年間の転倒頻度

転倒について，まずその定義を明確にする必要がある．転倒の定義はいくつかあるが，Kellogg International Work Group で発表された「他人による外力，意識消失，脳卒中などにより突然発症した麻痺，てんかん発作によることなく，不注意によって，人が同一平面あるいはより低い平面へ倒れること」という定義が有名であり[1]，その後の高齢者における転倒の定義においての基礎となっ

ている．この定義に則ると「躓く」だけでは転倒ではなく，さらに高所からの「転落」や「墜落」とは異なり，病気，交通事故以外の要因でバランスを崩し，手や身体の一部が床に接することが転倒であるといえる．高齢者に転倒経験の有無を聴取する場合「躓き」や「転落」も，「転倒」に含めて解釈していることも多く，聞き取り時には注意が必要である．

地域在住高齢者の転倒頻度の調査は1990年代に多く行われている[2]．それらの報告をまとめると1年間での転倒頻度は平均年齢70歳以上の男性で6.8〜19.2%，女性で13.4〜22.0%であり，特徴として男性に少なく女性に多い傾向にあった．また近年のいくつかの地域在住高齢者における転倒頻度の調査をみても，平均年齢73.4歳の住民で年間17.5%（38名/217名）[3]，平均年齢76歳の高齢者822名で21%[4]と1990年代と大きな差はな

---

* Hiromi MATSUMOTO，〒701-0193 岡山県倉敷市松島288　川崎医療福祉大学リハビリテーション学部理学療法学科，講師

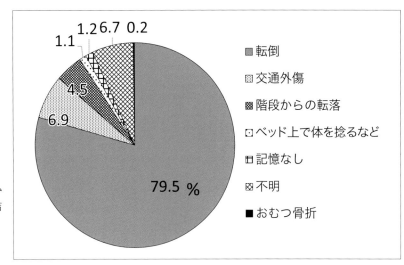

図 1.
大腿骨近位部骨折の発生の要因
転倒が79.5%と最も高いことか
ら,転倒予防は骨折予防に直結
する.
(文献7より引用作図)

く,本邦の地域在住高齢者の転倒頻度は年間15〜
20%程度であると考えられる.一方で地域在住高
齢者のうち疾患を有する場合は,転倒頻度が非常
に高くなる.変形性膝関節症や関節リウマチなど
を有する高齢者では年間40%以上が転倒すると
いわれている[5].また運動器の衰えによって移動
能力低下を呈した状態であるロコモティブシンド
ローム(ロコモ)の高齢者でも転倒頻度は年間約
40%と非常に転倒しやすいことが報告されてい
る[3].

地域在住高齢者の転倒場所については屋外より
も室内が多い傾向にある[2].2008〜15年までの8
年間の救急出動記録から転倒場所を調査した報告
でも[6],転倒件数3,721件(男性1,379名,女性
2,342名)のうち,転倒場所は「自宅内」が64.9%,
次いで「道路・交差点」が15.7%と圧倒的に室内が
多かった.自宅内での転倒場所をみると「居室」が
最も多く64.2%であった.また,この報告では居
室内での転倒は高齢女性に多く発生していた.

一方,実際に高齢者に発生した大腿骨近位部骨
折の原因をみてみると,その骨折受傷機転の
79.5%は転倒である(図1)[7].転倒の発生場所の分
析では90歳以下の年代では72.2%は室内で発生
しており,男性で64.2%,女性で79.4%と女性で
の屋内転倒が高いことが特徴であった.以上のよ
うに高齢者において自宅内での転倒事故が多いこ
とから,後述する自宅での転倒しやすい環境要因
を見つけ,未然に対応しておくことが転倒・骨折

予防につながる.また高齢女性の転倒は脆弱性骨
折に直結することから,地域社会全体への骨粗鬆
症の予防や検査,治療の有用性についての啓発活
動が重要である.

## 転倒予防の基本的な考え

転倒の原因は内的要因と外的要因の2つに大別
できる(図2).内的要因とは運動機能や疾患など,
転倒を誘発する原因がその人の身体機能に関連す
る場合である.高齢者ではこれらの身体機能が
年々低下するために,転倒しやすくなる.一方,
外的要因とは滑りやすい床面,カーペットの端の
めくれた部位,段差など外部環境が転倒の原因と
なることである.加えて,薬物も転倒を誘発する
原因となる.特にベンゾジアゼピン系の睡眠導入
剤などは筋弛緩作用があるため転倒に注意が必要
であるし,多剤投与自体が転倒と関連することも
よく知られている[8].地域高齢者の転倒予防を考
えた場合,その高齢者がどのような内的・外的転
倒リスク要因を持っているのか個別の評価が重要
になる.しかしながら,内的要因については,疾
患から生じているものであれば改善が困難な場合
もある.さらに高齢者の身体機能低下の改善には
時間がかかり,転倒の内的要因への介入は即効性
がない.まずは,服薬の見直しや外的要因に対し
ての改善策を講じることが明日の転倒発生リスク
を軽減させる転倒予防介入となる.

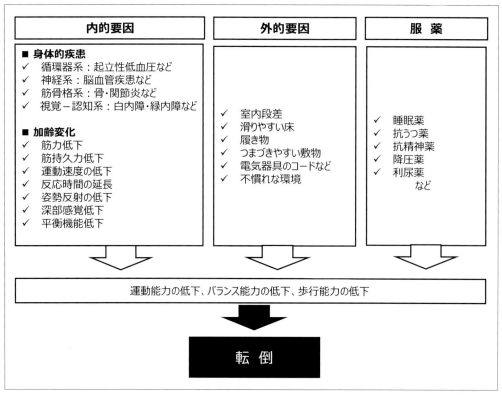

**図 2.** 転倒の内的要因と外的要因
実際の高齢者の転倒は内的要因と外的要因が絡み合って生じる.

### 運動療法による転倒予防介入

運動療法が筋力, バランス機能の改善をもたらし, 心身機能を高めることは周知の事実であり, 運動療法介入による転倒予防効果についても数々の報告がある. 159件の臨床試験に登録された79,193例を対象としたメタアナリシスでは, 転倒を軽減させる運動方法として筋力訓練やバランス体操など多種類のグループ運動, 太極拳, 個別の多種類の自宅運動などが転倒予防に重要であると報告されている[9]. 一方で, 他のシステマティックレビューでは中等度～高度の負荷量のバランス訓練を行うことが転倒予防に効果があり, 筋力増強運動のみではその効果を認めなかったとの報告[10]もある. 静的・動的バランス能力は転倒を回避するために重要な身体能力であり, その能力を維持・改善するためには立位バランスを維持する要素の運動を行うことが大きなポイントになる. 簡便に行えるバランス運動として開眼片脚起立運動があるが, これを1日3回1分間実施した結果,

6か月後の介入群の転倒回数は対照群に比べて有意に減少したことも報告されている[11]. また, 我々は高齢者における開眼片脚起立運動時の筋力発揮について分析している. その結果, 下肢筋への運動負荷量は最大筋力の約40～80%であったことから[12], 開眼片脚起立運動はバランス能力の改善だけでなく下肢筋力維持・増強効果もあると考える(**図3**).

以上より, バランス運動を中心に, 様々な運動を行うことが転倒予防に有効であることがわかってきている. 特にその中でも開眼片脚起立運動は簡便で処方しやすい運動ではあるが, 身体機能の低い高齢者では転倒の危険もあるため, 個人の体力差, 疾患や関節痛などを考慮して負荷量や頻度の調整を行う必要がある.

### 環境整備への介入

転倒予防介入で即効性があるのは, 住宅の環境整備などの転倒の外的要因に対する介入である. 端がめくれた居間のカーペット, 季節が変わって

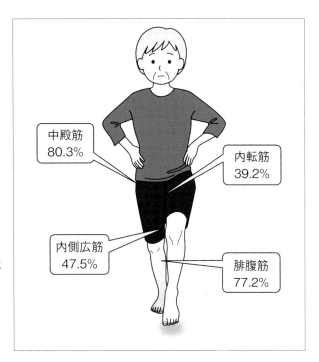

図 3.
開眼片脚起立運動時の下肢筋の最大筋力に
対する筋力発揮の割合
高齢者では片脚起立を保持するだけでも,
主要な下肢筋は最大筋力の40%以上が働く.
(文献 12 を参考に作図)

中殿筋
80.3%

内転筋
39.2%

内側広筋
47.5%

腓腹筋
77.2%

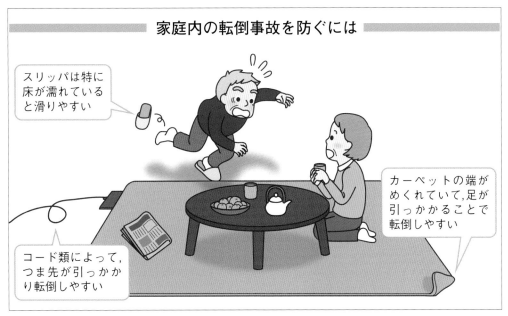

家庭内の転倒事故を防ぐには

スリッパは特に
床が濡れている
と滑りやすい

カーペットの端が
めくれていて,足が
引っかかることで
転倒しやすい

コード類によって,
つま先が引っかか
り転倒しやすい

図 4. 室内における転倒要因
履物, 床面, 電気製品のコードなど, 些細な要因で高齢者は転倒に至る.
自宅内の環境整備が転倒予防の第一歩となる.

も片付けられていない扇風機のコード, 床に置い
てある新聞などに引っかかり転倒することがよく
あるケースである. これらの環境調整を含む日常
生活指導を実施することで, 転倒リスクの軽減に
つながる[13](図 4). 実際に筆者が経験した, 転倒
により大腿骨近位部骨折を生じた症例では, 履き

物や歩行補助具に転倒した原因があった. この症
例ではデイサービスの帰りに一本杖にて歩行中,
表面が濡れていたマンホールで滑って転倒し大腿
骨近位部骨折を起こした. 認知症はないが, 左膝
の変形性関節症にて通院中であった. この症例が
転倒時に履いていた靴を確認すると, 左外側ソー

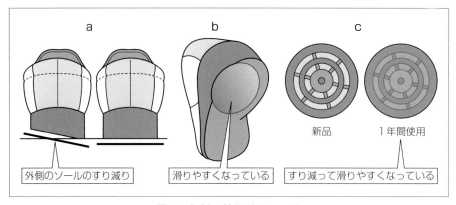

**図 5.** 転倒の外的要因の一例
転倒予防には履き物のチェックは欠かせない.
a：左外側ソールがすり減り傾いている
b：すり減ったソールは滑りやすくなっている
c：杖のキャップがすり減って滑りやすくなっている

ルがすり減り傾いているうえに，滑りやすくなっていた．さらに一本杖の底のキャップもすり減り支持性のない状態であった（**図5**）．デイサービスや地域の高齢者へ対応する医療福祉スタッフは高齢者の身体機能のみならず，歩行補助具や履き物などについても評価や指導を行うことが転倒，骨折予防に重要である．また，実際の転倒はこの症例のように変形性膝関節症で歩行機能が低下していたという内的要因に靴・歩行補助具の問題といった外的要因が絡み合って転倒を起こしていることから多面的な評価が転倒予防には求められている．

### 転倒・骨折予防のための地域高齢者に対する ポピュレーションアプローチ

ポピュレーションアプローチとは，地域に暮らす高齢者集団全体への介入によって，地域全体の転倒を軽減しようという働きかけになる．例えば，地域の高齢者の転倒による骨折予防を啓発していくために行われる予防パンフレットの配布やキャンペーン，講演会などもそれにあたる．我々は自治体と共同して地域の一般高齢者に対して転倒・骨折予防のために骨密度，筋肉量，握力，歩行速度などの状態を検査し，住民にフィードバックする運動器健診事業を行ってきた．これは，町が実施している特定健診・後期高齢者健診の集団健診時に合わせて実施したものであり，町の広報

誌にて周知された結果，町の高齢者の約1/3が参加する健診となった．また，健診結果をまとめ，住民の体力値の結果や推移などを新聞にして配布し，それらの報告会を兼ねた講話や体操教室を開催するといった取り組みを行った（**図6**）．その結果，この健診に3年間継続して参加した高齢者においては転倒頻度が低下し，骨折発生も0件であった[14]．このような事業は町全体の高齢者の転倒，骨折予防に対する意識づけや健康への行動変容につながった可能性がある．

地域全体に対して行われた転倒予防のためのポピュレーションアプローチ研究を集めたシステマティックレビューでは，ポピュレーションアプローチを行うことで転倒による外傷が軽減したことが報告されているものの[15]，ランダム化比較試験のような質の高い研究がないのが現状でありその効果は限定的といえる．しかし，地域社会全体に対して介入することで，多くの住民が転倒・骨折についての正しい認識を持てば，自分自身の健康行動だけでなく他者へも健康のアドバイスや注意喚起をするようになる．地域全体への啓発によって社会規範や骨折への意識や健康行動が変われば，大きな成果を上げることにつながると考える．このようなポピュレーションアプローチによる介入は明確なプロトコルはない．まずはその地域でなぜ転倒が発生しているのかといった背景要因を抽出することが必要である．地域の特性を量

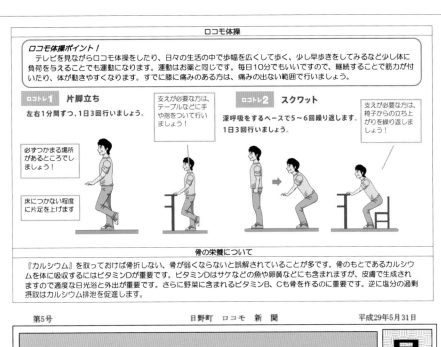

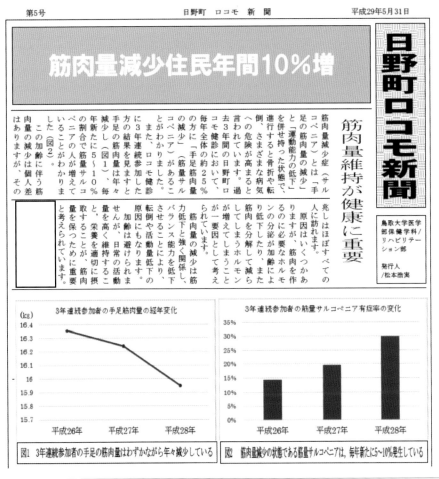

図 6. 地域高齢者に対する転倒予防のポピュレーションアプローチの一例
転倒予防のためのパンフレットや新聞を発行し，地域ぐるみで転倒，骨折予防に対する
意識改革，行動変容を促す．
a：転倒，骨折予防のための運動，栄養のアドバイスパンフレットの配布
b：地域住民調査の結果について記載したオリジナルの新聞配布

的，質的に評価し，抽出された危険因子に対するオリジナルの転倒予防方法を考案すべきであろう．

## おわりに

転倒は多因子で発生するため，完全に0にすることはできない．しかし，個人の持っている転倒の内的・外的要因を評価し，介入することで軽減へと導くことは可能である．また地域社会へのポピュレーションアプローチによって転倒・骨折が要介護状態につながることや骨粗鬆症予防の重要性が地域に浸透することで，地域社会全体の骨折リスクを軽減することができる．地域の特性に応じた転倒骨折予防のためのハイリスクアプローチとポピュレーションアプローチが行われることを期待したい．

## 文　献

1) The prevention of falls in later life. A report of the Kellogg International Work Group on the Prevention of Falls by the Elderly. *Dan Med Bull*, **34**(Suppl 4)：1-24, 1987.
2) Hagino H：Epidemiology and Evidence of Prevention for Falls. *Jpn J Rehabil Med*, **55**：898-904, 2018.
3) 松本浩実ほか：ロコモティブシンドロームの重症度と転倒，低骨密度及びサルコペニアの関連性について．理学療法学，**43**：38-46，2016.
   Summary ロコモ該当高齢者ではそうでないものと比較し，転倒頻度が高いだけでなく，低骨密度，サルコペニアの有病率も高かった．
4) Kim H, et al：Cognitive frailty in community-dwelling older Japanese people：Prevalence and its association with falls. *Geriatr Gerontol Int*, **19**：647-653, 2019.
5) Matsumoto H, et al：Locomotive syndrome presents a risk for falls and fractures in the elderly Japanese population. *Osteoporos Sarcopenia*, **2**：156-163, 2016.
6) 平野裕滋ほか：四日市市における地域高齢者の転倒実態～2008年から2015年までの8年間の救急出動記録より～．日転倒予会誌，**4**：43-51，2017.
7) Hagino H, et al：Survey of hip fractures in Japan：Recent trends in prevalence and treatment. *J Orthop Sci*, **22**：909-914, 2017.
   Summary 日本では大腿骨近位部骨折患者数は急激に増加している．骨折後の入院から手術までの待機日数が長いことも問題となっている．
8) Kojima T, et al：Polypharmacy as a risk for fall occurrence in geriatric outpatients. *Geriatr Gerontol Int*, **12**：425-430, 2012.
9) Gillespie LD, et al：Interventions for preventing falls in older people living in the community. *Cochrane Database Syst Rev*, **2012**：CD007146, 2012.
10) Sherrington C, et al：Effective exercise for the prevention of falls：a systematic review and meta-analysis. *J Am Geriatr Soc*, **56**：2234-2243, 2008.
11) Sakamoto K, et al：Effects of unipedal standing balance exercise on the prevention of falls and hip fracture among clinically defined high-risk elderly individuals：a randomized controlled trial. *J Orthop Sci*, **11**：467-472, 2006.
12) 松本浩実，萩野　浩：若年者と比較した高齢者の下肢運動時筋電図分析．運動療物理療，**21**：336-342，2010.
13) Elliott S, Leland NE：Occupational Therapy Fall Prevention Interventions for Community-Dwelling Older Adults：A Systematic Review. *Am J Occup Ther*, **72**：7204190040p1-7204190040p11, 2018.
14) 松本浩実ほか：日野町におけるロコモ健診受診・非連続受診の要因検討―2年間の追跡調査：GAINA study―．米子医学雑誌，**69**：7-15，2018.
15) McClure R, et al：Population-based interventions for the prevention of fall-related injuries in older people. *Cochrane Database Syst Rev*, **1**：CD004441, 2005.

明日の足診療シリーズ I

# 足の変性疾患・後天性変形の診かた

**好評**

監修 **日本足の外科学会**

## 日本足の外科学会監修のシリーズ第一弾!

足の外科診療における最先端の知識を
全4冊のシリーズで網羅。その第一弾と
なる本書では「変性疾患・後天性の変形」
についてをぎゅっとまとめました。
文献 review ともなる構成で、巻末には、
便利な文献サマリー一覧付き!

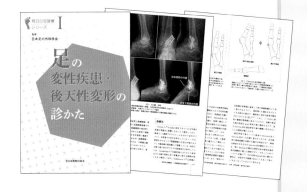

2020 年 12 月発行　B5 判　266 頁
定価 9,350 円（本体 8,500 円＋税）

## 目 次

さらに詳しくはこちら

**全日本病院出版会**　〒113-0033 東京都文京区本郷 3-16-4　Tel：03-5689-5989
www.zenniti.com　　　　　　　　　　　　　　　　　　　Fax：03-5689-8030

MB Med Reha **No.270**：**52-57**, 2022

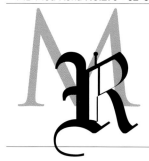

特集／「骨」から考えるリハビリテーション診療
―骨粗鬆症・脆弱性骨折―

# 骨折防止のための薬物治療

酒井昭典*

Abstract　日本における骨粗鬆症性骨折の発生件数は経年的に増加している．骨粗鬆症に対する薬物治療においては，骨折リスクのある患者を選別し骨折を生じさせない一次予防と骨折の連鎖を防ぐ二次予防が大切である．骨粗鬆症の重症度に応じて薬剤を選択し，患者に適した剤形や投与間隔の治療によりアドヒアランスを向上させる．薬物治療を開始し，継続することにより，患者の QOL を維持し健康寿命を延伸させる．

Key words　脆弱性骨折(fragility fracture)，骨粗鬆症(osteoporosis)，治療(treatment)，骨吸収抑制薬(bone anti-resorptive agent)，骨形成促進薬(bone anabolic agent)

## はじめに

日本における骨粗鬆症患者数は 1,280 万人と推定されている[1]．骨粗鬆症性骨折の発生件数は経年的に増加し，日常臨床で遭遇する機会は増加の一途を辿る．骨折を起こすと次の骨折を生じるリスクは数倍高くなり[2]，適切な薬物治療を行わないと骨折の連鎖を生じる．初発骨折を生じさせない一次予防と骨折の連鎖を断つ，二次予防に取り組む必要がある．骨粗鬆症に対する薬物治療の目的は，骨折を予防し，QOL の低下を防ぎ，健康寿命を延伸させることである．ここでは，骨折の一次予防と二次予防に分けて，骨折防止のための薬物治療について述べる．

## 骨粗鬆症に対する薬物治療開始基準

原発性骨粗鬆症は，脆弱性骨折の有無と骨密度から診断する．脆弱性骨折がある場合は，「大腿骨近位部骨折または椎体骨折がある」あるいは「その他の脆弱性骨折があり，骨密度＜80％YAM

（young adult mean）」，脆弱性骨折がない場合は，「骨密度≦70％YAM または≦－2.5 SD」をもって骨粗鬆症と診断する[1]．

原発性骨粗鬆症に対する薬物治療の開始基準を**図 1**に示す[1]．閉経後女性および 50 歳以上の男性を対象にしたものである．大腿骨近位部骨折や椎体骨折があれば，次の骨折を起こすリスクが高いことから，骨密度に関係なく薬物治療を開始することが勧められている．ステロイド性骨粗鬆症に対する薬物治療の開始基準を**図 2**に示す[3]．早期治療の重要性から，経口ステロイドを 3 か月以上使用予定の患者には予防的に薬物治療を開始することが勧められている．現在，我が国で使用されている骨粗鬆症治療薬の一覧を**表 1**に示した．

## 骨折の一次予防

### 1．骨折リスクを把握する

骨折が発生する前に，骨折リスクを評価し，必要に応じて薬物治療で介入する．骨折リスクをどのように評価するかであるが，他疾患で治療中の

---

* Akinori SAKAI，〒 807-8555 福岡県北九州市八幡西区医生ヶ丘 1-1　産業医科大学整形外科学講座，教授

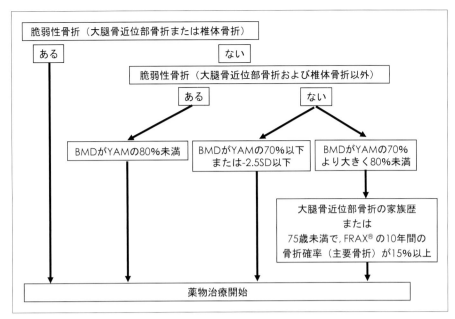

**図 1.** 原発性骨粗鬆症に対する薬物治療開始基準

脆弱性骨折とは軽微な外力によって発生した非外傷性骨折. 軽微な外力とは, 立った姿勢からの転倒か, それ以下の外力を指す. 骨密度は原則として腰椎または大腿骨近位部の骨密度とする.

BMD：骨密度, YAM：若年成人平均値(young adult mean), SD：標準偏差

（文献 1 から引用改変）

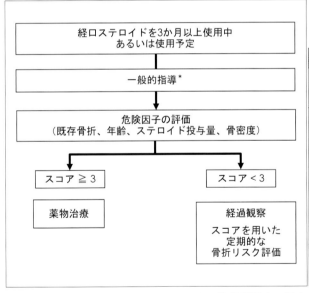

| 危険因子 | | スコア |
|---|---|---|
| 既存骨折 | なし | 0 |
| | あり | 7 |
| 年齢(歳) | 50 未満 | 0 |
| | 50～65 未満 | 2 |
| | 65 以上 | 4 |
| ステロイド投与量<br>(PSL 換算 mg/日) | 5 未満 | 0 |
| | 5～7.5 未満 | 1 |
| | 7.5 以上 | 4 |
| 骨密度<br>(%YAM) | 80 以上 | 0 |
| | 70～80 未満 | 2 |
| | 70 未満 | 4 |

**図 2.** ステロイド性骨粗鬆症に対する薬物治療開始基準

危険因子は既存骨折, 年齢, ステロイド投与量, 骨密度を上記スコアに沿って評点し, その合計点数で評価する. 危険因子の評価は 6 か月～1 年毎に行う.

*ライフスタイルの改善, 食事栄養指導, 運動療法など原発性骨粗鬆症に準じた指導.

PSL：prednisolone, YAM：young adult mean(若年成人平均値)

（文献 3 から引用改変）

表 1.
骨粗鬆症治療薬

| 骨吸収抑制薬 |
| --- |
| ビスホスホネート(daily, weekly, yearly) |
| SERM(selective estrogen receptor modulator) |
| デノスマブ(抗 RANKL 抗体) |
| カルシトニン |
| **骨形成促進薬** |
| テリパラチド(遺伝子組み換え：daily, 酢酸塩：weekly, twice-weekly) |
| ロモソズマブ(抗スクレロスチン抗体) |
| **骨代謝改善薬** |
| 活性型ビタミン D |
| ビタミン K$_2$ |

表 2. 主な骨粗鬆症治療薬の閉経後または
原発性骨粗鬆症における椎体骨折抑制
効果のエビデンス

| 薬 剤 | 一次予防 | 二次予防 |
| --- | --- | --- |
| エルデカルシトール* | ND | + |
| ラロキシフェン | + | + |
| バゼドキシフェン | ND | + |
| アレンドロネート | + | + |
| リセドロネート | ND | + |
| ミノドロネート | NA | + |
| イバンドロネート | NA | + |
| テリパラチド(遺伝子組み換え) | NA | + |
| テリパラチド(酢酸塩) | NA | + |
| デノスマブ | + | + |
| ロモソズマブ | NA | + |

一次予防：既存椎体骨折なし例に対する効果
二次予防：既存椎体骨折あり例に対する効果
＋：効果あり
NA：検討せず
ND：プラセボ，対照群と有意差なし
＊：プラセボ対照ではなくアルファカルシドールとの
比較

（文献 6 から引用改変）

通院患者の日常診療の中で，既往歴，生活歴，家族歴，併存疾患，治療薬，脊椎の単純 X 線検査，骨密度検査，骨代謝マーカー検査，FRAX®(Fracture Risk Assessment Tool)[4]などにより評価し，総合的に骨折リスクを評価する．椎体骨折があっても無症状のことがあるので，普段の気付きが大切である．身長が 3 年間で 2 cm を超えて低下すること[5]，背中や腰が曲がってきたこと(脊柱後弯変形)などから，胸腰椎の椎体骨折を疑って単純 X 線検査をまず行ってみることが大切である．

## 2．治療薬選択の考え方

「骨粗鬆症の予防と治療のガイドライン 2015 年度版」[1]から抜粋すると次のような考え方になる．閉経後早期での骨吸収亢進に対しては長期間にわたって投薬を継続することを考えると，SERM(selective estrogen receptor modulator：選択的エストロゲン受容体モジュレーター)の投与を考慮し，また負のカルシウムバランスが骨吸収亢進に関与している症例ではカルシウムバランスの正常化を考えて，活性型ビタミン D の投与を考慮する．長期にわたる骨吸収亢進で大腿骨近位部骨折のリスクを有する患者に対してはエビデンスに基づき，大腿骨近位部骨折を抑制し得るビスホスホネートやデノスマブなどの投与を考慮する．骨形成低下が主因で低回転型骨粗鬆症を呈している患者では骨形成促進薬を投与することが理論的に望ましい．椎体骨折の一次予防をプライマリーアウトカムにした臨床研究データを持っている薬剤は少ない(表 2)[6]．

## 3．治療薬の使い分けのポイント

既存骨折のない骨粗鬆症患者で骨折の一次予防を行う場合の治療薬の使い分けについて私見を交えて述べる(図 3，4)[6)7]．骨密度が YAM の 70〜80％で骨折危険因子のある患者，骨密度が YAM の 70％または−2.5 SD 以下の患者が含まれる．既存骨折のない骨粗鬆症の軽症例では，SERM や活性型ビタミン D を選択することが多い．ビタミン K$_2$ も単独あるいは併用で使用することがある．これらは，食後に服薬できる治療継続率の高い薬であるので，初めて骨粗鬆症を治療する人には適している．SERM は脂質異常症を改善し，エスト

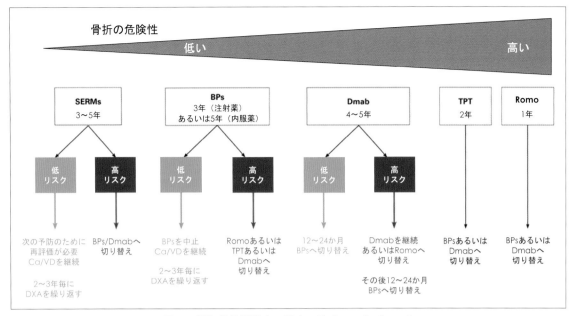

**図 3.** 閉経後骨粗鬆症に対する治療のマネジメント

Swiss Association against Osteoporosis(SVGO/ASCO)の position statement を基にロモソズマブ
を追加して改変した.

BP:bisphosphonate, Ca/VD:calcium and vitamin D supplementation, Dmab:denosumab,
DXA:dual-energy X-ray absorptiometry, SERM:selective estrogen receptor modulator,
TPT:teriparatide, Romo:romosumab

(文献7より改変)

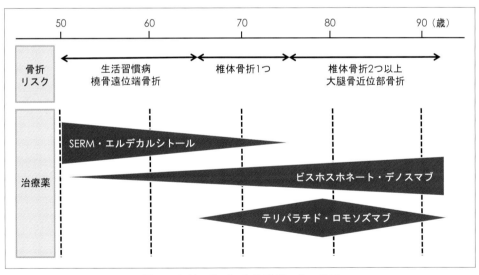

**図 4.** 年齢に基づいた治療薬の使い分け
年齢とそれに伴う骨折リスクによって治療薬を使い分ける.

(文献6より改変)

ロゲン受容体陽性の乳癌の発生リスクを抑制する
副次効果があるので[8], それらのリスクのある患
者にはSERMを選択するようにしている. 生活習
慣病を伴った骨粗鬆症には, 骨質を改善する

SERMや活性型ビタミンDを選択する. しかし,
既存骨折のない骨粗鬆症であっても, TRACP-5b
(tartrate-resistant acid phosphatase-5b)やNTX
(type Ⅰ collagen N-terminal telopeptide)などの

骨吸収マーカーが高値の患者，骨密度が急速に低下している fast bone loser（急速骨量減少者）には，ビスホスホネートやデノスマブを選択するようにしている．

## 骨折の二次予防

### 1．骨折リスクを把握する

骨折歴のある患者は，二次骨折リスクが高い[2]．大腿骨近位部骨折を起こした患者は，起こしていない患者に比べて 9.79（95% 信頼区間：9.07～10.55）倍，再び大腿骨近位部骨折を起こすリスクが高い．特に，骨折後 1 年といった早期に再骨折するリスクが高く，この切迫したリスク（imminent risk）を回避することが重要である[9]．骨折後は早期に治療介入し，骨折の連鎖を断つことが大切である．既存骨折の存在は，再骨折リスクの高い骨粗鬆症であると認識しなければならない．

### 2．治療薬選択の考え方

すべての薬剤は，椎体骨折の二次予防をプライマリーアウトカムにした臨床研究データを持っている（**表2**）[6]．治療後 1～2 年で治療目標（骨密度がYAM の 70% を超えるなど）に到達できる薬剤を使用することが望ましい[10]．テリパラチドやロモソズマブなどの骨形成促進薬の適応は「骨折の危険性の高い骨粗鬆症」である．このような重度の骨粗鬆症に対しては，骨形成促進薬→骨吸収抑制薬の順に使用することが望ましい[11]．経口ビスホスホネートを 5 年以上または静注ビスホスホネートを 3 年以上使用している閉経後女性では，骨折リスクを評価し，ビスホスホネートを継続するか否かについて検討する必要がある[12]．骨吸収抑制薬長期使用例においては，顎骨壊死，非定型大腿骨骨折の発生に注意する．

近年，骨粗鬆症に対する薬剤の選択肢が増えた．骨脆弱性を改善させるために骨粗鬆症の病態に基づいて薬剤を選択し，服薬継続率を高めるために患者の利便性に基づいて剤形（経口・注射，投与間隔）を選択することが大切である．

### 3．治療薬の使い分けのポイント

既存骨折のある骨粗鬆症患者で骨折の二次予防を行う場合の治療薬の使い分けについて私見を交えて述べる（**図3, 4**）[6][7]．椎体骨折が 1 つあるいは複数ある患者，大腿骨近位部骨折の患者が含まれる．骨折の二次予防では，さらなる椎体骨折や大腿骨近位部骨折を防止することが治療目標になるので，骨折抑制効果のエビデンスのあるビスホスホネート，デノスマブ，テリパラチド，ロモソズマブを選択するようにしている．テリパラチドは 2 年，ロモソズマブは 1 年しか使えない．大腿骨近位部骨折や恥・坐骨骨折を起こした患者，骨吸収抑制薬で治療しているにもかかわらず骨折した患者には，テリパラチドやロモソズマブを選択するようにしている．

## 治療薬を使ううえでの注意点

SERM の有害事象には深部静脈血栓症がある．欧米人と比べて日本人では発生頻度は低いものの，既往歴のある患者や長期臥床中の患者には投与しないよう注意する．ビタミン D を使用する場合には高カルシウム血症に気を付ける．特に腎機能障害がある患者では生じやすい．脱水やカルシウムを含むサプリメントの使用に注意する．

ビスホスホネート内服薬は，早朝空腹時にコップ 1 杯の水（約 180 m$l$）で服薬し，服薬後少なくとも 30 分は横になってはいけない．逆流性食道炎患者に投与してはならない．ビスホスホネート注射薬は，注射後の発熱など急性期反応についての患者への説明と対処が必要になる．デノスマブは 6 か月毎の注射であるが，治療開始後 6 か月目に注射せずそのままにしておくと，骨吸収マーカーが上昇し，骨密度が低下し[13]，多発性椎体骨折を生じる可能性がある[14]．デノスマブ治療中止後はゾレドロネートなどビスホスホネートによる逐次療法が必要である[15]．

副甲状腺ホルモン薬には，テリパラチド（遺伝子組み換え）とテリパラチド（酢酸塩）の 2 つがある．投与間隔は前者が 1 日 1 回（自己注射）で後者

が週1回（医療機関で注射）と週2回（自己注射）である．2年が投与期間である．自己注射させる場合は，薬剤の自己管理あるいは家族のサポートが確実であることを確認する．皮下脂肪の薄い高齢者では，皮下注が筋注とならないように注意する．有害事象には悪心，嘔吐がある．ロモソズマブは，1年が投与期間である．心血管系の有害事象がある．過去1年以内に心血管系のイベントがあった患者には投与しないように注意する．

## 文　献

1）骨粗鬆症の予防と治療のガイドライン作成委員会（編）：骨粗鬆症の予防と治療のガイドライン2015年度版，ライフサイエンス出版，2015.
　Summary　骨粗鬆症診療の拠り所であり，基本となる情報が掲載されている．

2）Robinson CM, et al：Refractures in patients at least forty-five years old. A prospective analysis of twenty-two thousand and sixty patients. *J Bone Joint Surg Am*, **84**：1528-1533, 2002.

3）Suzuki Y, et al：Guideline on the management and treatment of glucocorticoid-induced osteoporosis of the Japanese Society for Bone and Mineral Research：2014 update. *J Bone Miner Metab*, **32**：337-350, 2014.

4）Kanis JA, et al：The use of clinical risk factors enhances the performance of BMD in the prediction of hip and osteoporotic fractures in men and women. *Osteoporos Int*, **18**：1033-1046, 2007.

5）Siminoski K：Accuracy of height loss during prospective monitoring for detection of incident vertebral fractures. *Osteoporos Int*, **16**：403-410, 2005.

6）宗圓　聰：治療薬選択の根拠は何か？　竹内靖博（編），もう悩まない！骨粗鬆症診療, pp.70-74,

日本医事新報社，2017.

7）Meier C, et al：Osteoporosis drug treatment：duration and management after discontinuation. A position statement from the SVGO/ASCO. *Swiss Med Wkly*, **147**：w14484, 2017.
　Summary　骨粗鬆症治療薬の使い方についてわかりやすく記載されている．

8）Gizzo S, et al：Update on raloxifene：mechanism of action, clinical efficacy, adverse effects, and contraindications. *Obstet Gynecol Surv*, **68**：467-481, 2013.

9）van Geel TACM, et al：Clinical subsequent fractures cluster in time after first fractures. *Ann Rheum Dis*, **68**：99-102, 2009.

10）Cummings SR, et al：Goal-directed treatment of osteoporosis. *J Bone Miner Res*, **28**：433-438, 2013.

11）Lippuner K：The future of osteoporosis treatment-a research update. *Swiss Med Wkly*, **142**：w13624, 2012.

12）Adler RA, et al：Managing osteoporosis in patients on long-term bisphosphonate treatment：report of a Task Force of the American Society for Bone and Mineral Research. *J Bone Miner Res*, **31**：16-35, 2016.

13）Bone HG, et al：Effects of denosumab treatment and discontinuation on bone mineral density and bone turnover markers in postmenopausal women with low bone mass. *J Clin Endocrinol Metab*, **96**：972-980, 2011.

14）Cummings SR, et al：Vertebral fractures after discontinuation of denosumab：a post hoc analysis of the randomized placebo-controlled FREEDOM Trial and its extension. *J Bone Miner Res*, **33**：190-198, 2018.

15）Kondo H, et al：Zoledronic acid sequential therapy could avoid disadvantages due to the discontinuation of less than 3-year denosumab treatment. *J Bone Miner Metab*, **38**：894-902, 2020.

明日の足診療シリーズⅡ

**新刊**

# 足の腫瘍性病変・小児疾患の診かた

監修　**日本足の外科学会**

## 早くも大好評シリーズの第二弾が登場！

【腫瘍性病変】では整形外科だけではなく、放射線科、病理の観点から各疾患についてをコンパクトにまとめ、それぞれの特徴的な所見を日常診療の場でもサッと確認ができる構成とし、【小児疾患】では診察、検査をはじめ各疾患を豊富な写真、イラストとともにエキスパート達が解説！
もちろん本書でも豊富な文献サマリーがついて文献 review としても役立ちます。

2021 年 11 月発行　B5 判　368 頁
定価 9,900 円(本体 9,000 円＋税)

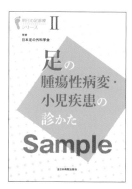

## ◆目次(予定)◆

### 腫瘍性病変
<総 論>
1. 骨軟部腫瘍の画像診断
　　単純 X 線写真／CT／MRI／PET／骨シンチグラフィー／IVR
2. 骨軟部腫瘍の病理の特徴

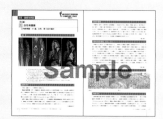

### 小児疾患
<総 論>
1. 足の診察
2. 歩行（うちわ,
　　そとわなど）
3. 画像検査

<各 論>
1. 良性骨腫瘍
　　骨軟骨腫 (足関節・足部)／内軟骨腫／類骨骨腫 (骨芽細胞腫)　ほか
2. 悪性骨腫瘍
　　骨肉腫／軟骨肉腫／骨転移
3. 骨腫瘍類似病変
　　骨嚢腫／線維性骨異形性／骨内脂肪腫　ほか
4. 良性軟部腫瘍
　　ガングリオン／血管奇形・血管腫／血管平滑筋腫　ほか
5. 悪性軟部腫瘍
　　滑膜肉腫／悪性黒色腫／明細胞肉腫　ほか
6. 軟部腫瘍類似疾患
　　粉瘤／リウマチ結節・滑膜炎・滑液包炎／痛風結節
7. 腫瘍と紛らわしい足趾の炎症疾患
　　Microgeodic disease／趾炎

<各 論>
1. 先天性内反足
　　1）診断
　　2）保存療法
　　3）特発性先天性内反足に
　　　　対する手術療法
2. 先天性腓骨列欠損／脛骨列欠損
3. 先天性下腿偽関節症
4. 先天性内転足
5. 先天性垂直距骨
6. 足根骨癒合症
7. 足部の骨端症
8. 麻痺足
9. 中足骨短縮症
10. 巻き趾
11. 巨趾症
12. 合趾症／多趾症
13. 絞扼輪症候群
14. 過剰骨障害
15. 二分舟状骨とその類縁疾患

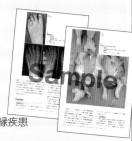

**全日本病院出版会**
www.zenniti.com
〒113-0033 東京都文京区本郷 3-16-4　Tel:03-5689-5989
Fax:03-5689-8030

MB Med Reha **No.270**：**59-65**, 2022

特集／「骨」から考えるリハビリテーション診療
―骨粗鬆症・脆弱性骨折―

# 骨の健康のための栄養

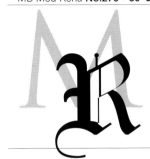

上西一弘*

Abstract　骨は有機成分であるたんぱく質（主にコラーゲン）と無機成分であるカルシウムやリンなどからできている．骨のコラーゲンの生成や維持，ミネラルの吸収，利用には多くの栄養素が関与している．骨を形成するミネラルはカルシウム，リンのほかナトリウム，マグネシウム，カリウムなどがある．また，ビタミン D，ビタミン K は骨の形成に，ビタミン B 群，ビタミン C はコラーゲンの生成，維持に不可欠で，これら多くの栄養素が骨の健康にかかわっている．したがって，骨の健康のためにはカルシウムだけではなく，多くの栄養素が必要となる．実際の食生活では，これらの栄養素を含む食品を摂取することになる．また，栄養素ではないが，骨への荷重も不可欠であり，運動，身体活動の役割も大きい．さらに，骨粗鬆症の治療薬を服用しているときにもカルシウムやビタミン D は不可欠である．

Key words　骨の健康（bone health），コラーゲン（collagen），カルシウム（calcium），ビタミン D（vitamin D），ホモシステイン（homocysteine）

## はじめに

　骨は有機成分であるたんぱく質（主にコラーゲン）と無機成分であるカルシウムやリンなどからできている．骨のコラーゲンの生成や維持，ミネラルの吸収，利用には多くの栄養素が関与している．したがって，骨の健康のためにはカルシウムだけではなく，多くの栄養素が必要となる．また，栄養素ではないが，骨への荷重も不可欠であり，運動，身体活動の役割も大きい．さらに，骨粗鬆症の治療薬を服用しているときにもカルシウムやビタミン D は不可欠である．ここでは骨の健康にかかわる栄養素について紹介する．

## たんぱく質

　骨の有機成分は約 20％（重量比）であり，その大部分はコラーゲンである．このコラーゲンは，建て物では骨組みとなる鉄筋に相当する．骨に含まれるコラーゲンは，Ⅰ型コラーゲンであり，その分子の集合体としての強度は，隣接するコラーゲン同士の間の架橋形成に依存する．

　コラーゲンの生成にはビタミン C，正常なコラーゲン架橋の形成・維持のためにはビタミン B 群（$B_6$，$B_{12}$，葉酸など）が必要である．

　骨粗鬆症の定義は，「骨強度の低下を特徴とし，骨折のリスクが増大しやすくなる骨格疾患」とされる．ここで「骨強度」を説明する要因として骨密度と骨質が挙げられている．この「骨質」に大きくかかわっているのが，このコラーゲン架橋である．いわゆる悪玉架橋（非生理的 AGEs 架橋，老化架橋）では，強度が弱いとされている．悪玉架橋の原因となるのは，酸化ストレスや糖化ストレスの増大により誘導される終末糖化産物（advanced glycation end products；AGEs）である．酸化スト

* Kazuhiro UENISHI，〒 350-0288 埼玉県坂戸市千代田 3-9-21　女子栄養大学栄養生理学研究室，教授

表 1. たんぱく質の食事摂取基準
（推奨量（g/日）：成人期以降）

|  | 男 性 | 女 性 |
|---|---|---|
| 18〜29 歳 | 65 | 50 |
| 30〜49 歳 | 65 | 50 |
| 50〜64 歳 | 65 | 50 |
| 65〜74 歳 | 60 | 50 |
| 75 歳以上 | 60 | 50 |

（文献 3 より改変引用）

表 2. 目標とする BMI の範囲（18 歳以上）[1,2]

| 年　齢 | 目標とする BMI（kg/m²） |
|---|---|
| 18〜49（歳） | 18.5〜24.9 |
| 50〜64（歳） | 20.0〜24.9 |
| 65〜74（歳）[3] | 21.5〜24.9 |
| 75 以上（歳）[3] | 21.5〜24.9 |

[1] 男女共通．あくまでも参考として使用すべきである．
[2] 観察疫学研究において報告された総死亡率が最も低かった BMI を基に，疾患別の発症率と BMI との関連，死因と BMI との関連，日本人の BMI の実態などを総合的に勘案し，目標とする範囲を設定．
[3] 65 歳以上の高齢者では，フレイル予防および生活習慣病の予防の両方に配慮する必要があることを踏まえ，当面目標とする BMI の範囲を 21.5〜24.9 kg/m² とした．

（文献 3 より引用）

表 3. 骨の無機成分（重量比％）

| カルシウム | 34.8 |
|---|---|
| リン | 15.2 |
| ナトリウム | 0.9 |
| マグネシウム | 0.72 |
| 塩素 | 0.13 |
| カリウム | 0.03 |
| フッ素 | 0.03 |

（文献 4 より作成）

レスを高め，悪玉架橋生成の原因となる因子として，ホモシステインの関与が示されている[1]．血中ホモシステイン高値は骨密度とは独立した骨折危険因子であることが示されている[2]．

コラーゲンの材料としてのアミノ酸の供給源となるたんぱく質は不可欠である．たんぱく質は骨だけではなく，私たちの健康の保持・増進に欠かすことのできない主要な栄養素である．その必要量は，日本人の食事摂取基準 2020 年版では，表 1 のように示されている[3]．

この必要量の策定にあたっては，現在は窒素出納法が採用されており，窒素，すなわちたんぱく質の平衡を維持する量（摂取と排泄のバランスを維持する量）を基に数値が算出されている．

たんぱく質の必要量は，これまでは高齢者の方が体重当たりに換算するとわずかに多いとされてきたが，日本人の食事摂取基準 2020 年版では小児や成人と同じ値が用いられている．たんぱく質の推奨量は 0.92 g/kg 体重となり，日常的には体重 1 kg 当たり 1 g と考えておけば良い．なお，エネルギー比率で考える場合には，摂取するエネルギーの 13〜20％（50〜64 歳では 14〜20％，65 歳以上では 15〜20％）をたんぱく質で摂取することが

目標となる．

たんぱく質は骨の健康だけではなく，全身の健康，栄養状態にかかわる栄養素であり，その適切な摂取が重要である．たんぱく質の摂取不足により，体内のアミノ酸プールを維持するために，筋肉が分解されることになれば，サルコペニアのリスクが高まる．筋肉量や筋力の低下は，身体活動量の低下や，転倒リスクの上昇，さらにはフレイルやロコモティブシンドロームにつながることも予想される．転倒は骨折のリスクであり，要介護や要支援の原因になる．筋肉量のアセスメントでは体重の管理，できれば体組成の管理が望ましい．表 2 は日本人の食事摂取基準 2020 年版で示されている目標とする BMI の範囲である．

## ミネラル

骨の無機成分は約 70％（重量比）である．表 3 は骨の無機成分の割合を示したものである[4]．カルシウムが最も多いが，リンやナトリウム，マグネシウム，カリウムなども含まれる．骨といえばカルシウムが取り上げられることが多いが，それ以外にも多くのミネラルが含まれている．

私たちはこの骨に含まれるミネラルを食事から供給することになる．後述するが，リンやナトリウムは日常の食事から多量に供給されるため，不足や欠乏の可能性は低い．私たちの通常の食生活

表 4. カルシウム自己チェック表

| | | 0点 | 0.5点 | 1点 | 2点 | 4点 | 点数 |
|---|---|---|---|---|---|---|---|
| 1 | 牛乳を毎日どれくらい飲みますか？ | ほとんど飲まない | 月1〜2回 | 週1〜2回 | 週3〜4回 | ほとんど毎日 | |
| 2 | ヨーグルトをよく食べますか？ | ほとんど食べない | 週1〜2回 | 週3〜4回 | ほとんど毎日 | ほとんど毎日2個 | |
| 3 | チーズなどの乳製品やスキムミルクをよく食べますか？ | ほとんど食べない | 週1〜2回 | 週3〜4回 | ほとんど毎日 | 2種類以上毎日 | |
| 4 | 大豆，納豆など豆類をよく食べますか？ | ほとんど食べない | 週1〜2回 | 週3〜4回 | ほとんど毎日 | 2種類以上毎日 | |
| 5 | 豆腐，がんも，厚揚げなど大豆製品をよく食べますか？ | ほとんど食べない | 週1〜2回 | 週3〜4回 | ほとんど毎日 | 2種類以上毎日 | |
| 6 | ほうれん草，小松菜，チンゲン菜などの青菜をよく食べますか？ | ほとんど食べない | 週1〜2回 | 週3〜4回 | ほとんど毎日 | 2種類以上毎日 | |
| 7 | 海藻類をよく食べますか？ | ほとんど食べない | 週1〜2回 | 週3〜4回 | ほとんど毎日 | | |
| 8 | シシャモ，丸干しいわしなど骨ごと食べられる魚を食べますか？ | ほとんど食べない | 月1〜2回 | 週1〜2回 | 週3〜4回 | ほとんど毎日 | |
| 9 | しらす干し，干し海老など小魚類を食べますか？ | ほとんど食べない | 週1〜2回 | 週3〜4回 | ほとんど毎日 | 2種類以上毎日 | |
| 10 | 朝食，昼食，夕食と1日に3食を食べますか？ | | 1日1〜2食 | | 欠食が多い | きちんと3食 | |

(文献8より引用)

で最も注意が必要なのはカルシウムであり，次いでマグネシウム，カリウムとなる．

### 1. カルシウム

カルシウムは骨の健康に不可欠な栄養素である．国民健康・栄養調査では日本人のカルシウム摂取量は500 mg/日程度であり[5]，この摂取水準は1970年代からほとんど変わっていない[6]．

カルシウムの必要量は日本人の食事摂取基準では，成人男性では750 mg，成人女性では650 mg，75歳以上の男性では700 mg，女性では600 mgである．骨粗鬆症の予防と治療ガイドラインでは少し高めの700〜800 mgを食品から摂取することが勧められている[7]．

習慣的なカルシウム摂取量を評価するツールとして，「カルシウム自己チェック表」が開発されている（表4）[8]．これは1か月程度の習慣的な食物摂取状況を回答するもので，9の食品，食品群の摂取頻度と，1日の食事回数を選び，その合計点数を40倍した値が，1日当たりのカルシウム摂取量の推定値となるというものである．

現在のカルシウム摂取状況から考えて，集団で評価した場合には，プラス200 mg程度の摂取が望ましい．表5にカルシウム200 mgを供給する

表 5. カルシウム200 mgを供給する食品量

| 食品名 | 重量(g) |
|---|---|
| 牛乳 | 182 |
| ヨーグルト | 167 |
| チーズ(プロセス) | 32 |
| スキムミルク | 18 |
| ワカサギ | 44 |
| 丸干し(マイワシ) | 45 |
| 干しエビ | 3 |
| 木綿豆腐 | 235 |
| 凍り豆腐 | 32 |
| 小松菜 | 118 |
| 生揚げ | 83 |
| チンゲンサイ | 200 |
| 切り干し大根 | 40 |

日本食品標準成分表2020年版(八訂)より作成

食品重量を示した．これらを組み合わせることでカルシウム摂取量を少しでも増やすように心がけることが必要である．

### 2. リン

リンは様々な食品に含まれており，通常の食生活で不足することはない．一方，リンは加工食品

表 6.
マグネシウムの摂取状況と
食事摂取基準(mg/日)

| | | 20 歳代 | 30 歳代 | 40 歳代 | 50 歳代 | 65～74 歳 | 75 歳以上 |
|---|---|---|---|---|---|---|---|
| 男性 | 摂取量 | 227 | 236 | 251 | 265 | 286 | 298 |
| | RDA | 340 | 370 | 370 | 370 | 350 | 320 |
| 女性 | 摂取量 | 192 | 205 | 219 | 233 | 269 | 275 |
| | RDA | 270 | 290 | 290 | 290 | 280 | 260 |

RDA：推奨量　　　　　　　　　　　　（文献 3，5 より作成）

**表 7.** マグネシウムを多く含む食品

| 食品名 | 1 回使用量(g) | マグネシウム(mg) |
|---|---|---|
| アーモンド | 10 | 27 |
| そば（ゆで） | 180 | 49 |
| 玄米ごはん | 150 | 74 |
| 大豆（ゆで） | 50 | 50 |
| 豆乳 | 180 | 45 |
| 干しエビ | 9 | 47 |
| ひじき（乾） | 5 | 32 |
| ほうれん草 | 80 | 55 |

（日本食品標準成分表 2020 年版（八訂）より作成）

などの添加物として利用されており，過剰摂取も危惧されている．国民健康・栄養調査などで報告されているリン摂取量には，食品添加物としてのリンの量は加味されていないことがあり，正確な摂取の把握は難しい．いずれにしろ，骨の成分としてのリンが不足する可能性は低い．

### 3．マグネシウム

マグネシウムは多くの体内の酵素反応やエネルギー産生に寄与しており，体内のマグネシウムの50～60％は骨に存在している[9]．長期にわたるマグネシウムの摂取不足が骨粗鬆症のリスクを上昇させることが示唆されている[10]．

**表 6** に日本人の食事摂取基準のマグネシウム推奨量と，国民健康・栄養調査結果の比較を示した．マグネシウムの平均摂取量は，75 歳以上の女性を除いて，推奨量よりも低値である．マグネシウムを供給する代表的な食品を**表 7** に示した．

### 4．ナトリウム

日本人のナトリウム摂取量は，食塩および食塩を利用した調味料に由来し，通常の食生活でもその摂取量は多い．したがって通常の食生活では不足や欠乏の可能性はほとんどないと考えられる．骨の構成成分となっているが，骨の健康のために不足や欠乏する可能性はほとんどないといえる．

ナトリウム（食塩）は比較的高値の摂取レベルが続くことにより，高血圧や慢性腎臓病の発症リスク，さらに重症化につながるため，適切な減塩が望まれる．

### 5．カリウム

カリウムは，ナトリウムと同様に体液の浸透圧や酸・塩基平衡にかかわっているが，ナトリウムが細胞外液に含まれるのに対して，カリウムは細胞内液に含まれる．カリウムは多くの食品に含まれており，その摂取量を増やすことにより，ナトリウムに拮抗して血圧上昇を抑える作用が期待されている．

カリウムは骨にも含まれており，骨の健康のために不可欠である．日本人の食事摂取基準2020年版では，カリウムの食事摂取基準は不足や欠乏の予防のための目標量と，生活習慣病の発症予防のための目標量が設定されている．ここでの生活習慣病とは高血圧症と慢性腎臓病であり，骨粗鬆症は想定されていない．

**表 8** に日本人の食事摂取基準のカリウムの目安量，目標量と，国民健康・栄養調査結果の比較を示した．男性の摂取状況をみると，65 歳以上では平均値は目安量を上回っているが，すべての年齢階級で目標量よりは低値である．女性では40歳以上で平均値は目安量を上回っているが，65～74 歳を除いて，すべての年齢階級で目標量よりは低値である．男女ともに 20 歳代，30 歳代の若い世代でのカリウム摂取量は少ないことがわかる．カリウムの主な供給源は野菜や果物であり，それらの食品群の摂取量を増やすことが重要である．

表 8.
カリウムの摂取状況と食事
摂取基準(mg/日)

| | 20 歳代 | 30 歳代 | 40 歳代 | 50 歳代 | 65～74 歳 | 75 歳以上 | DRIs |
|---|---|---|---|---|---|---|---|
| 男性 | 2080 | 2100 | 2269 | 2290 | 2724 | 2621 | 目安量 2500<br>目標量 3000 |
| 女性 | 1743 | 1896 | 2033 | 2153 | 2694 | 2367 | 目安量 2000<br>目標量 2600 |

DRIs：食事摂取基準　　　　　　　　　　　　　　　　　　（文献 3，5 より作成）

表 9. ビタミン D を多く含む食品

| 食品名 | 1 回使用量(g) | ビタミン D(μg) |
|---|---|---|
| しろさけ | 60 | 19.2 |
| うなぎ蒲焼 | 100 | 19.0 |
| さんま | 60 | 14.9 |
| まがれい | 60 | 7.8 |
| まかじき | 60 | 7.2 |
| たちうお | 60 | 8.4 |
| 鶏卵 | 50 | 1.9 |
| まいたけ | 50 | 2.5 |
| きくらげ | 2 | 1.7 |

（日本食品標準成分表 2020 年版（八訂）より作成）

表 10. ビタミン K を多く含む食品

| 食品名 | 1 回使用量(g) | ビタミン K(μg) |
|---|---|---|
| 糸引き納豆 | 50 | 300 |
| モロヘイヤ | 60 | 384 |
| 小松菜 | 80 | 168 |
| ほうれん草 | 60 | 162 |
| 春菊 | 50 | 125 |
| 菜の花 | 50 | 125 |
| 鶏もも（皮付き） | 120 | 35 |
| 抹茶 | 2 | 58 |

（日本食品標準成分表 2020 年版（八訂）より作成）

## ビタミン

### 1．ビタミン D

ビタミン D は腸管からのカルシウム吸収を促進し，骨の健康には不可欠な脂溶性ビタミンの 1 種である．ビタミン D には $D_2$，$D_3$ があるが，体内では同様に働いていると考えられている．

ビタミン D には 2 つの供給源がある．すなわち栄養素として食品から供給されるものと，紫外線にあたることにより皮膚で生成されるものである．皮膚で生成されるのは $D_3$ であり，食品から供給されるのは大きく分けると，魚類や鶏卵，鶏肉などから供給される $D_3$ とキノコ類から供給される $D_2$ である．食品からのビタミン D の主な供給源は，魚類である．特にサケにはビタミン D が多い．表 9 にビタミン D の多い食品を示した．

摂取したビタミン D，皮膚で生成されたビタミン D はどちらも肝臓で炭素骨格の 25 位に水酸基が結合し，25(OH) ビタミン D となる．この 25 (OH) ビタミン D の血中濃度がビタミン D の栄養状態の指標として用いられている．近年，この 25 (OH) ビタミン D 濃度の基準値が発表され[11]，基準値よりも低い人が多いことが報告されてきてい

る[12)13]．25(OH) ビタミン D は腎臓で 1 位に水酸基が結合し，$1,25(OH)_2$ ビタミン D となり，活性型ビタミン D として働くことになる．

骨の健康のためには，食品からの適切なビタミン D の摂取と，適度に紫外線にあたり，皮膚でビタミン D を生成させることが必要である．

### 2．ビタミン K

ビタミン K はオステオカルシンのグラ化にかかわる栄養素であり，吸収されたカルシウムの骨への沈着を助けている．また，骨粗鬆症の治療薬としても使用されている．

ビタミン K は納豆に多く含まれており，納豆の摂取量が多い地方では骨折が少ないということも報告されている[14]．納豆以外では，緑の葉物の野菜に多く含まれている．ビタミン K を多く含む食品を表 10 に示した．なお，ビタミン K には血液凝固促進作用があるので，ワルファリンを服用されている場合には，納豆は禁忌食品となる．

### 3．その他のビタミン

B 群，ビタミン C はコラーゲン架橋の形成，維持に不可欠である．ビタミン B 群であるビタミン $B_6$，$B_{12}$，葉酸は血清ホモシステイン濃度と関係していることが知られている[15]．前述したように，血清ホモシステインは，骨密度とは独立した骨折

**表 11.** ビタミン B$_6$ を多く含む食品

| 食品名 | 1 回使用量(g) | ビタミン B6(mg) |
|---|---|---|
| 牛レバー | 50 | 0.44 |
| 鶏レバー | 50 | 0.32 |
| 豚レバー | 50 | 0.29 |
| 鶏ささみ | 80 | 0.48 |
| さんま | 100 | 0.51 |
| くろまぐろ(赤身) | 80 | 0.68 |
| 赤ピーマン | 60 | 0.22 |
| バナナ | 90 | 0.34 |
| 玄米ごはん | 150 | 0.32 |

(日本食品標準成分表 2020 年版(八訂)より作成)

**表 12.** ビタミン B$_{12}$ を多く含む食品

| 食品名 | 1 回使用量(g) | ビタミン B12($\mu$g) |
|---|---|---|
| 牛レバー | 50 | 26.4 |
| 鶏レバー | 50 | 22.2 |
| 豚レバー | 50 | 12.6 |
| さんま | 100 | 15.4 |
| 赤貝 | 40 | 23.7 |
| あさり | 40 | 21.0 |
| しじみ | 20 | 13.7 |
| 牡蠣 | 40 | 11.2 |

(日本食品標準成分表 2020 年版(八訂)より作成)

**表 13.** 葉酸を多く含む食品

| 食品名 | 1 回使用量(g) | 葉酸($\mu$g) |
|---|---|---|
| 牛レバー | 50 | 500 |
| 鶏レバー | 50 | 650 |
| 豚レバー | 50 | 405 |
| 菜の花 | 50 | 170 |
| モロヘイヤ | 60 | 150 |
| ブロッコリー | 60 | 126 |
| ほうれん草 | 60 | 126 |
| 糸引き納豆 | 50 | 60 |

(日本食品標準成分表 2020 年版(八訂)より作成)

の危険因子であることが示されており，ビタミン B$_6$，B$_{12}$，葉酸の適量の摂取が必要である．**表 11～13** にこれらのビタミンを多く含む食品を示した．

## 組み合わせが重要

これまで紹介した栄養素は，摂取量が少ない場合には単独でも骨粗鬆症や骨折のリスクを高めることが考えられるが，組み合わさることでそのリスクはさらに高値となる．

Kuroda らの報告では，複数の栄養素の不足が積み重なることにより，新規骨折の発生が多くなっていることが示されている[16]．このことは非常に重要で，特定の栄養素のみを摂取するのではなく，たんぱく質も含めバランスの良い摂取が基本となる．

## 身体活動の重要性

骨の形成，維持，すなわち骨の健康のためには骨への荷重，体重の負荷が必要である．寝たきりや無重力状態が続くと骨吸収が亢進し，骨からカルシウムが失われていく．したがって，リハビリテーションでも荷重を考慮する必要がある．身体への荷重は骨だけではなく筋肉の維持にも不可欠である．

骨粗鬆症の予防，治療の最終の目標は骨折を起こさないことである．たとえ骨粗鬆症となっていても，骨折しなければ良いと考えることもできる．そのためには，骨だけではなく，筋肉を含む運動器全体を考えることが重要である．骨粗鬆症だけではなく，広くロコモティブシンドロームに対する対応を考慮すると良い．

## 骨粗鬆症治療薬服用時の栄養摂取

骨粗鬆症の治療薬を服用しているときにも適切なカルシウム，ビタミン D 摂取は不可欠である．骨粗鬆症の予防と治療ガイドライン 2015 年版でも，「様々な骨粗鬆症薬の効果をより高めるための基礎的な栄養素としてカルシウムの摂取は重要である．」と記載されている[7]．したがって，治療薬服用時にもカルシウムやビタミン D の摂取，栄養状態について検討することが必要である．

最近使用されるようになってきたデノスマブのような骨吸収阻害薬の服用時には，適切なカルシウム摂取が確保できていないと，低カルシウム血症となる場合がある．

また，ロモソズマブは骨形成促進薬に分類されるが，骨形成促進作用と骨吸収抑制作用を有するため，適切なカルシウム摂取が確保できていないと，低カルシウム血症となることが危惧される．

これらの薬剤の添付文書には，低カルシウム血症に関する注意とともに，適切なカルシウム，ビタミンD摂取について記載されている[17)18)]．

## まとめ

骨の健康のためにはカルシウムだけが重要なのではなく，たんぱく質をはじめ多くの栄養素がかかわっている．また，適切な体重を維持するためにはエネルギー摂取も重要である．これらを考えると，骨の健康のための食事の基本はバランスの良い食事ということになる．

また，骨粗鬆症の治療薬を服用しているときも，カルシウム，ビタミンDの摂取は大切である．骨粗鬆症の予防と治療ガイドラインを参考にすれば，カルシウムは700〜800 mg，ビタミンDは15〜20 μgの摂取が望まれる．

## 文　献

1) Blouin S, et al：Bone matrix quality and plasma homocysteine levels. *Bone*, 44：959-964, 2009.
2) Yang J, et al：Homocysteine level and risk of fracture：A meta-analysis and systematic review. *Bone*, 51：376-382, 2012.
3) 厚生労働省：「日本人の食事摂取基準（2020年版）」策定検討会報告書，令和元（2019）年12月．〔https://www.mhlw.go.jp/content/10904750/000586553.pdf〕
4) 石川邦夫：「骨組成骨補填材：炭酸アパタイト顆粒」の開発．歯界展望，134(2)：362-369, 2019.
5) 厚生労働省：令和元（2019）年国民健康・栄養調査結果の概要．〔https://www.mhlw.go.jp/content/10900000/000687163.pdf〕
6) Ohta H, et al：Recent nutritional trends of calcium and vitamin D in East Asia. *Osteoporos Sarcopenia*, 2(4)：208-213, 2016.
   Summary 国民健康・栄養調査の結果をもとに，カルシウム摂取量の経年変化を紹介した論文で，日本人のカルシウム摂取水準が紹介されている．
7) 骨粗鬆症の予防と治療ガイドライン作成委員会（編）：骨粗鬆症の予防と治療ガイドライン2015年版，ライフサイエンス出版，2015.
8) 石井光一ほか：簡便な「カルシウム自己チェック表」の開発とその信頼度の確定．オステオポローシス・ジャパン，13(2)：497-502, 2005.
9) Fleet JC, Cashman KD：Magnesium. Bowman BA, Russell RM, eds. Present knowledge in nutrition, 8th ed. pp. 292-301, ILSI Press, 2001.
10) Volpe SL：Magnesium. Erdman JW, et al(eds), Present knowledge in nutrition, 10th ed, pp. 459-474 ILSI Press, 2012.
11) 日本内分泌学会，日本骨代謝学会，厚生労働科学研究費補助金（難治性疾患政策研究事業）ホルモン受容機構異常に関する調査研究班：日内分泌会誌，93：1-10, 2017.
12) Tamaki J, et al：Total 25-hydroxyvitamin D levels predict fracture risk：results from the 15-year follow-up of the Japanese Population-based Osteoporosis(JPOS)Cohort Study. *Osteoporos Int*, 28(6)：1903-1913, 2017.
13) 小林友紀，上西一弘：若年女性におけるビタミンD栄養状態と骨および筋肉との関係．日骨粗鬆症会誌，6：414-418, 2020.
14) Kojima A, et al：Natto Intake is Inversely Associated with Osteoporotic Fracture Risk in Postmenopausal Japanese Women. *J Nutr*, 150(3)：599-605, 2020.
15) 斎藤　充：【栄養と骨】水溶性ビタミン(1). *Clinical Calcium*, 19：1192-1199, 2009.
16) Kuroda T, et al：Multiple vitamin deficiencies additively increase the risk of incident fractures in Japanese postmenopausal women. *Osteoporos Int*, 30(3)：593-599, 2019.
   Summary コホート研究から，いくつかの栄養素の不足が重なることで，新規骨折のリスクが高まることが検討されている．
17) 第一三共株式会社：プラリア皮下注60 mgシリンジ．デノスマブ　添付書類．〔https://pins.japic.or.jp/pdf/newPINS/00061356.pdf〕
18) アステラス製薬株式会社：イベニティ皮下注105 mgシリンジ．ロモソズマブ　添付書類．〔https://pins.japic.or.jp/pdf/newPINS/00067879.pdf〕

MB Med Reha **No.270**：**66-75**, 2022

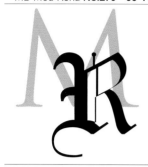

特集／「骨」から考えるリハビリテーション診療
―骨粗鬆症・脆弱性骨折―

# OLS におけるリハビリテーション科医の かかわり
## ―OLS 拡大，基幹病院の全診療科へ―

本田　透*

Abstract　我が国では，骨粗鬆症患者に薬物療法，栄養・運動・生活指導を行う多職種協働・地域連携体制である骨粗鬆症リエゾンサービス（OLS）が骨折予防の成果を上げている．しかし，その対象は主に整形外科患者であった．
　一方，基幹病院の各病棟には，重要な骨折危険因子である椎体骨折を有する患者が数多く入院しており，その入院原因疾患や併存疾患も骨折危険因子であるものが多い．筆者は，全病棟を対象とする立場でこれらの患者の骨粗鬆症対策を考えたい．
　整形外科以外にも骨粗鬆症対策に取り組む科がある．また，運動は生活習慣病の治療の一部であり，がん患者の予後も改善するので，サルコペニア・フレイル対策を重視し始めた科・部署もある．リハビリテーション科医には，まず，患者の活動レベルを高く保つことに興味を持つ科・部署に OLS の導入を勧めてほしい．
　将来，基幹病院全体で OLS が展開され，多くの患者が活動的に生活を続けるようになることを願う．

Key words　リエゾンサービス（liaison service），骨粗鬆症（osteoporosis），CT（computed tomography），椎体骨折（vertebral fracture），リハビリテーション（rehabilitation）

## はじめに

　筆者は，かつて，整形外科医として各病棟からの往診依頼に対応していた．2004 年にリハビリテーション科の責任者となり，全病棟でより多くの高齢患者にかかわることになった．ちょうどこの頃，DPC/POPS 制度[1]が導入された．患者の在院日数の減少が求められ，また，医療資源病名以外の疾患に対する検査や治療の費用を請求できなくなり，各科の治療経過は順調なのに骨粗鬆症は無治療のまま退院・転出する患者を大勢見送ることになった．

　一方，筆者は，各病棟での多職種カンファレンスに参加するようになった．ここで見逃し難い骨粗鬆症患者について相談したところ，主治医の多くは骨粗鬆症に興味がないわけではないことがわかった．

　そこで，2014 年のある日，当院の入院患者のうちの骨粗鬆症治療対象者数を調査した．原発性骨粗鬆症の薬物治療のガイドライン[2]では，脊椎に既存脆弱性骨折がある患者は薬物治療の対象である（**図 1**）．当日の中高年の入院患者の既存の検査画像を調べたところ，約 40％に SQ 法[3]（**図 2**）grade 1 以上の椎体既存骨折があり，また，約 80％が胸・腹部の CT 検査を受けていた[4]．この結果，筆者にとっては，胸・腹部 CT 画像で検出できる大勢の治療対象者にどう対応するかが懸案事項となった．

* Toru HONDA，〒760-8557 香川県高松市朝日町 1-2-1　香川県立中央病院リハビリテーション科，部長・診療科長

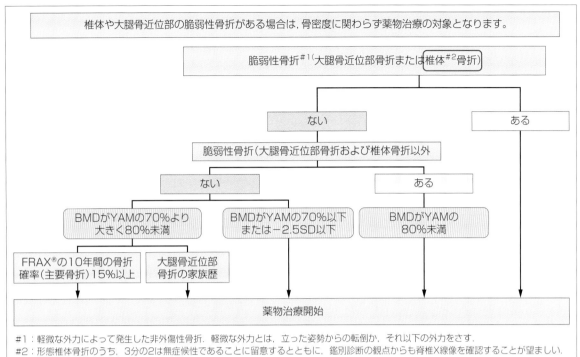

図 1. 原発性骨粗鬆症の薬物治療開始基準

（文献 2 より）

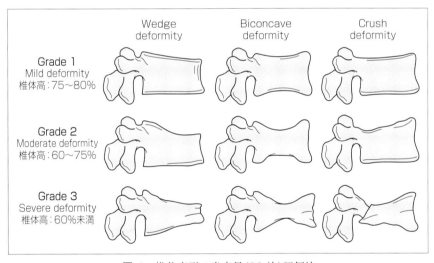

図 2. 椎体変形の半定量（SQ 法）評価法

　その後，当院の整形外科では2016年に多職種によ
る骨粗鬆症リエゾンサービス[5]が始まった．骨
粗鬆症マネジャーらがいきいきと活動する姿を見
て，筆者は，このサービスで病院全体をカバーす
べきと考えるようになった[4]．この後，5年間が過
ぎた．

　本稿では，骨粗鬆症の治療体制や基幹病院での

リハビリテーションの現状などに触れながら，筆
者なりの「『骨』から考えるリハビリテーション」の
状況と今後の課題などを記したい．

## 世界の FLS・日本の OLS

### 1. 基本事項

　英国で，1990 年代に，大腿骨近位部骨折患者に

おける続発骨折予防のための多職種協働・地域連携による骨折リエゾンサービス(Fracture Liaison Service；FLS)が始まった．老年医学科医の管理下での急性期マネジメントと36時間以内の手術，十分なリハビリテーション，また，骨粗鬆症の薬物治療と転倒予防策により，続発骨折の発生が抑制された．FLSは医療経済学的にも優れ[6)7)]，2010年以降，条件を満たせば診療報酬が加算されるようになった．多くの先進諸国がこれに続き，開発途上国でもFLSは普及しつつある．

我が国では，2011年からFLSを包含し骨粗鬆症全般の予防と治療を目的とする骨粗鬆症リエゾンサービス(Osteoporosis Liaison Service；OLS)を展開することになり[5)7)]，2012年から日本骨粗鬆症学会が骨粗鬆症マネージャーの養成を始めた．OLSのモデルとなる施設からは，骨粗鬆症患者への治療の高い開始率と継続率や骨折の抑制効果が次々と報告[8)]され，多職種での取り組み方[9)]や各施設での工夫を関連学会やWebセミナーなどで窺うことができる．

### 2．FLSとOLSの動向

英国では，大腿骨近位部骨折患者に対するFLSのカバー率は，地域により100%，全体では推定59%に上る．FLSの対象として『50歳以上のすべての脆弱性骨折を持つ患者を組織的に見出すこと』としている中で，近年は，"Newly identified vertebral fractures(新たに見出された脊椎骨折)"も対象であることが明記されており，放射線科医がすべてのX-P，CT，MRIで脊椎を見て，骨折があれば『椎体骨折あり』と表記することを求めている[10)]．

台湾でも，FLSの対象患者は『未認識であった椎体骨折の患者』へと拡大されている[11)]．

また，国際骨粗鬆症財団(International Osteoporosis Foundation；IOF)の最新のポジションペーパーなどでは，DXA(Dual Energy X-ray Absorptiometry)検査時に全患者について側面像で椎体骨折の有無を確認することを推奨している[10)12)]．

一方，我が国では，FLS，OLSはあまり普及していない．2020年の調査で，整形外科医のうちFLSの概要を知るものは約30%，理解しているものは10%弱で，FLSを知る医師のうちFLSの実施率は，勤務医6.3%，開業医4.3%と報告されている[13)]．今後のFLSまたOLSの普及には診療報酬の設定が必要かもしれない．

ただし，2021年の日本骨粗鬆症学会では，OLSの対象拡大の動きがみられた．脳神経外科外来患者，乳腺外科外来患者，胃切除術後患者に対するOLSについての演題，また，胸腹部のX-PやCTの画像を起点とする骨粗鬆症治療の試みも報告された．

## 基幹病院でのリハビリテーションと骨粗鬆症対策

基幹病院では，急性発症した外傷や脳血管障害の患者のほか，生活習慣病の患者，治療中のがん患者などがリハビリテーションの対象となる(表1)．リハビリテーション科には，これらの大勢の患者が最大限に回復し活動力を維持するよう指導するチャンスがある．

### 1．『生活習慣病』患者の活動を支える

生活習慣病のうち，医療保険制度上のリハビリテーションの対象は心大血管疾患，呼吸器疾患であるが，糖尿病，腎疾患，肝疾患でも運動は治療手段として重要[14)]である．どの疾患でも，状態が安定した患者には，それぞれに応じた有酸素運動とレジスタンストレーニングが推奨されている．

また，これらの生活習慣病は骨粗鬆症性骨折のリスクファクターでもあり，患者には早めの骨粗鬆症対策を検討するべきである[15)]．

### 2．がん患者の活動を支える

我が国では，国民の1/2ががんに罹患し，1/3ががんで亡くなる．がんに罹患しても早期の治療で治癒を期待できる患者や，治療を受けながら社会的活動を続ける患者が増えている．身体活動が高いとがん患者の再発率・死亡率が低下する[16)]ので，患者には運動習慣を持つよう勧めるべきである．

表 1.

| 疾　患 | | 骨粗鬆症との関連 | リハビリテーション |
|---|---|---|---|
| 生活習慣病 | 心血管系疾患 | 骨血管連関：動脈硬化・石灰化と骨粗鬆症は並行して悪化<br>低骨密度・骨折の既往⇒冠動脈疾患のリスク因子 | 多職種による指導（運動・栄養・生活習慣など）<br>心不全患者プロトコールによる活動再獲得 |
| | 呼吸器疾患（COPD） | 多因子（低活動, 低体重, 全身性炎症, サルコペニア, ビタミンD不足, ステロイドホルモン投与）⇒骨密度低下と骨質劣化 | 多面的な身体機能向上と心理社会的支援（運動, 栄養, セルフマネジメント教育, 社会参加の促進など） |
| | 腎疾患 | CKD ステージ3以上⇒骨折のリスク増大<br>酸化ストレス増大で骨質劣化, 栄養障害, 筋力低下で骨密度低下 | 保存期患者に年齢や身体機能を考慮しながら可能な範囲での運動療法, 透析患者にも運動療法 |
| | 肝臓病 | 肝硬変患者の31.3%が骨粗鬆症<br>CLD 重症化と共に血中ペントシジン濃度上昇⇒骨質劣化 | NAFLD/NASH 患者に, 週3回以上合計150分間程度の中等度以上の有酸素運動と週2～3回のレジスタンス運動 |
| | 糖尿病 | ペントシジン増加, 酸化ストレス増大⇒骨質劣化<br>骨構造特性の劣化. インスリン作用低下による骨代謝障害 | 『身体不活動』を減らす. 週3～5回合計150分以上の中等度の有酸素運動と週2～3回のレジスタンス運動 |
| がん | がん患者全般 | 低栄養, 活動低下, 放射線治療, 抗がん剤, 炎症性サイトカインによる骨強度低下 | 周術期リハビリテーション<br>抗がん剤・放射線治療中の運動, 運動習慣の指導 |
| | 乳がん | アロマターゼ阻害薬でリスク増大* | 術後の肩の運動, 上肢リンパ浮腫対策 |
| | 前立腺がん | 診断時から骨粗鬆症に注意. 抗アンドロゲン薬でリスク増大** | 術後の排尿制御回復のための骨盤底筋群の運動 |
| | 婦人科がん | 卵巣摘出によるリスク増大*** | 下肢リンパ浮腫対策 |
| | 胃がん | 胃切除⇒体重減少・活動減少・ビタミンDとカルシウム吸収低下 | 退院後の運動指導 |

*乳がん診療ガイドラインに記載, **前立腺がん検診ガイドラインに記載
***ガイドライン婦人科外来編に一般的骨粗鬆症対策を記載

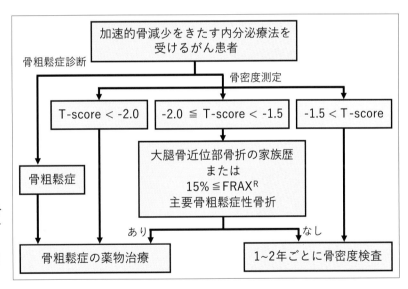

図 3.
加速度的骨量減少をきたす内分
泌療法を受けるがん患者に対す
る骨粗鬆症の治療
　　　（文献 17 より筆者改変）

なお，乳がん患者ではアロマターゼ阻害薬，前立腺がん患者では抗アンドロゲン薬による骨折リスクの増大に注意が必要である．がん治療関連骨減少症（CTIBL）に対するポジションステートメント[17]が示されており（図3），骨密度の低下が軽度のうちに骨粗鬆症の薬物治療を開始することが推奨されている．また，胃がんのため胃切除術を受けた患者の骨粗鬆症対策も重要[18]である．

**3．サルコペニア・フレイル対策の基礎として**

各科が生活習慣病の治療成果向上のためにサルコペニア・フレイル対策に注目し始めている[19]．また，がん患者においてサルコペニアは予後不良

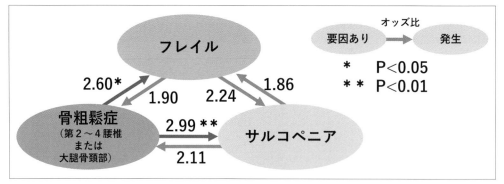

図 4. フレイル，サルコペニア，骨粗鬆症の発生に対する相互関連（やせで補正，60 歳以上）
（文献 22，Yoshimura N, et al：ROAD Study；Osteoporos Int, 29：2181-2190, 2018. より）

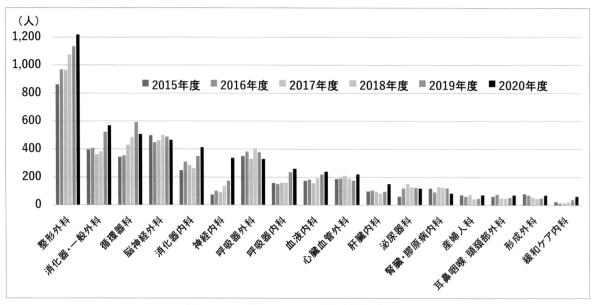

図 5. リハビリテーション科依頼科別患者数

因子である[20]．

近年，ロコモティブ症候群からサルコペニア，フレイルに進行すると解釈されている[21]．そして，そのロコモティブ症候群の原因として骨粗鬆症は重要であるから，骨粗鬆症対策は重視されるべきである（図 4）[22]．

### 当院の状況と筆者のトライアル

#### 1．当院の OLS チームの活動

当院では，2016 年に FLS が始まった．大腿骨近位部骨折患者のうち 36 時間以内の手術患者は半数程度であるし，骨粗鬆症の薬物治療開始率は 100％ではない．しかし，看護師は顎骨壊死のリスク診断のための歯科・口腔外科との連携態勢を作

り，薬剤師は各職種の指導内容をシールにプリントして『お薬手帳』に貼付するアイデアを出し，また，理学療法士は退院後続けるべき運動を指導するなど，積極的に活動してきた．

#### 2．リハビリテーション科の活動

当科の診療指針は，『適切な急性期リハビリテーションを提供すること』であるが，当院への入院は，どの活動レベルの患者にとっても，続けるべき運動について，専門家である理学療法士からマンツーマンで指導を受けるチャンスでもある．

#### 1）リハビリテーション対象患者の概要（図 5）

2020 年度，当科に依頼された患者総数は 4,458 人で，紹介元は整形外科が約 1/4 を占めるが，生活習慣病やがんの患者などが多い．

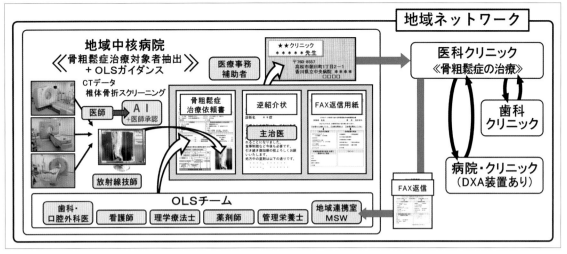

図 6. CT データの有効利用で始める『骨粗鬆症の地域連携治療』概念図

2014 年に入院検査説明センターが周術期リハビリテーションの開始手続きを支援する体制ができ，この支援を受けて当科が手術決定日や入院日からかかわった患者は，初年度は 680 人/年であったが 2020 年度は 1,084 人/年になった．

### 2）筆者の骨粗鬆症対策トライアル

筆者は，診療と書類作成，病棟カンファレンスとその準備に追われていたが，2016 年に当科の医師の増員があり，『行うほうが良いと思うこと』に取り掛かるチャンスを得た．

2017 年 9 月，筆者はかねて提案していた『胸・腹部 CT で椎体骨折を探して始める骨粗鬆症の院内連携・地域連携治療』（図 6）のトライアルに取り掛かった．

対象は，筆者の担当患者で，胸・腹部 CT の矢状断像で SQ 法[2] grade 1 以上の骨折を有するものとした．骨密度測定，また，退院後の体調安定後に骨代謝マーカーとビタミン D の定量検査を行い，患者の体調，主治医の治療計画も考慮して骨粗鬆症の薬物治療を開始した．患者には退院前に理学療法士が筋力トレーニングとバランスの練習，有酸素運動を続けるよう指導し，また，当院の主治医のもとへの通院機会がある患者には，筆者が栄養と運動の指導も続けた．

2021 年 5 月末に対象者が 1,000 人になった．呼吸器疾患 288 人，消化器外科 380 人，心大血管疾患 149 人，泌尿器科 83 人などであり，周術期の患者が多かった．

対象者の治療状況を図 7 に示す．香川県には骨粗鬆症に関する地域連携体制はないが，内科系クリニック 65 施設を含む 123 施設に薬物治療を依頼して拒否されたものはなかった．無治療に終わった患者が 226 人おり，その原因で最も多いのは筆者のスケジュール管理上のエラーであり，骨粗鬆症対策を最初から拒否したものは 41 人のみであった．

1 年以上経過し追跡可能な 565 人中，新規骨折は 3.5%，20 人に発生したが，薬物治療を開始し追跡できた 283 人の薬剤治療継続率は 87% で，新規骨折は 2.8%，8 例に発生した．対象は，脆弱性骨折の最重要リスクファクターである椎体骨折を有するうえに，入院の原因疾患や併存疾患の多くも脆弱性骨折のリスクファクターであり，多重のリスクファクターを持つ患者群であるが，新規骨折の発生率は低かった．なお，新規骨折は，いずれも当科初診時に既に多発骨折や SQ 法 grade 3 の椎体骨折があった患者に発生していた．

本法の感覚的な利点としては，手術前に退院後の活動力維持のために行うべきことを話すと前向きなムードになる患者が予想外に多いこと，また，定期的な CT 検査を受ける患者では脊椎矢状断像をともに見て治療続行を励ますことができることが挙げられる．

この他，本法を通し，対象患者が多い科と，また，主治医個人との間で，患者の活動レベルを保つことの意義について共通の意識を持つことがで

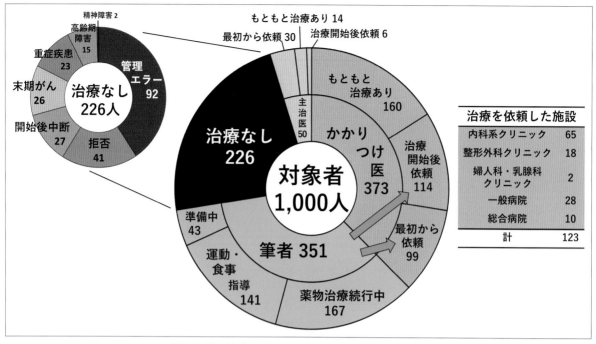

図7. 誰が治療しているか（2021年5月31日まで）

きた.

ただし, 通常の業務を続行しつつ, 単独で本法を続けるには多大なエネルギーを要した.

**3. 当科以外の骨粗鬆症への対応状況**

当院では, 整形外科以外の科で骨粗鬆症の検査と薬物治療を受けている患者も多い.

**1) 各科の骨密度検査状況（図8）**

当院でのDXAの件数は年々増加し約2,000件となった. 腎臓・膠原病内科は以前から多いほか, 乳腺・内分泌外科がコンスタントに年間300件検査している. また, 消化器内科の検査が増加してきている.

**2) 各科の骨粗鬆症治療薬処方患者数（図9）など**

整形外科には骨粗鬆症外来があり, 骨折後の患者や紹介患者に一時的に対応しているが, 注射薬は脊椎外科医が手術に備え, 短期間に椎体の骨強度を上げる目的で多用している.

乳腺・内分泌外科では, 乳がん患者に対して骨密度に応じてビタミンDかビスフォン酸製剤を処方している. 消化器内科では, 炎症性腸疾患（潰瘍性大腸炎とクローン病）を担当する医師が腸での炎症軽減効果も期待できるビタミンD剤を積極的に用いている. 他の科では, 主に副腎皮質ホルモン剤を投与する患者に骨粗鬆症治療が行われている.

乳腺・内分泌外科と婦人科は同じ病棟に病床を持っており, 両科とも全身の活動を高める患者指導を始めている. 整形外科外来でOLSを担っていた骨粗鬆症マネージャーである看護師がこの病棟に異動しており, この取り組みにかかわっている.

このように, 当院では, 整形外科とリハビリテーション科以外で約1,000人の患者が骨粗鬆症の治療を受けており, 患者の運動, 栄養などの多面的な指導を始めている部署がある.

**考察と今後の展望**

我が国ではCT, MRIの検査件数が非常に多い. これらの画像で脊椎に注目すれば, 多重の骨折リスクファクターを持つ骨粗鬆症の治療対象者を非常に多く検出できる. しかも, その患者たちのほとんどが, 検査と治療の意義を説明すれば骨粗鬆症対策の勧めを受け入れる. 適切に治療を開始すれば基幹病院の主治医は理解し, また, かかりつけ医は治療に協力してくれる[23].

個々の患者については, 生活習慣病の治療, が

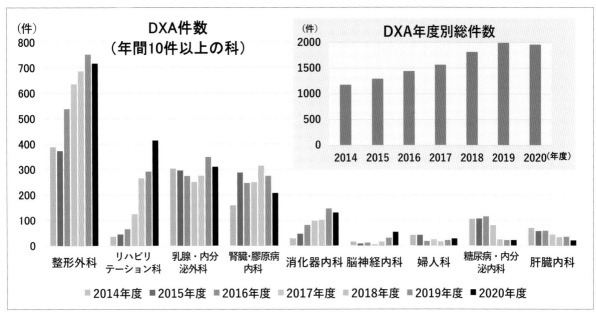

図 8. DXA 件数（年間 10 件以上の科）と DXA 年度別総件数

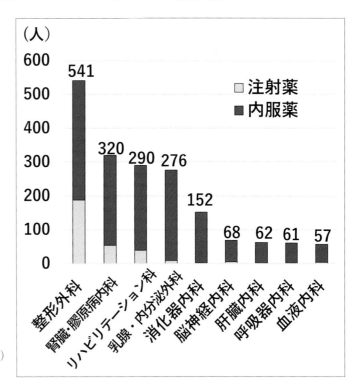

図 9.
各科の骨粗鬆症治療患者数（2020 年度）

ん患者の予後改善，サルコペニア・フレイル対策，骨粗鬆症対策のどこからアプローチしても，指導すべき運動は，基本的に筋力トレーニング・有酸素運動・バランスの練習である．リハビリテーション科では，患者の併存疾患に配慮しつつ，入院の原因疾患の治療状況やがんの病期に応じた運動習慣を持つよう指導するべきである．また，CT

などで椎体骨折がある患者では，所属の施設・地域の事情に応じて，各科の主治医，あるいはかかりつけ医などに骨粗鬆症対策を依頼していただきたい．

病院，また，地域全体での診療体制作りの視点からみると，近年，人工知能による画像診断・総合診断支援も導入され始めており，CT の画像

データから椎体骨折は自動的に検出できる時代になっているので，誰かが，あるいは人工知能が検出した大勢の骨粗鬆症治療対象者にどうかかわるかは，今後の診療体制の作り方次第である．

　基幹病院では，様々な立場から患者の身体活動レベルを高く保とうと考える診療科や部署が増えてきている．この目標を実現するには，ロコモティブ症候群の重要な原因である骨粗鬆症の対策から始めることが合理的である．OLSは骨粗鬆症の薬物治療だけでなく，栄養・運動・生活の指導などを含めてサポートできるので，これらの診療科の病棟や外来ブロックにOLSを組み込めば各科の望む対策を早く開始でき，また，その内容は充実する．

　リハビリテーション科医師は，施設内で，どの科が何をしようとしているのかを一番よくわかる立場にいる．現在，OLSのノウハウは，成書[5)9)]やWebセミナーなどでも容易に知ることができるので，読者のご施設でOLSが役立ちそうな部署があれば，OLSの導入をお勧めいただきたい．

　当院の骨粗鬆症マネジャーは，休職，退職，他の県立病院への転勤などはあるが，近年は15人程度が在籍している．整形外科の外来や病棟でOLSを経験した後に他の病棟に異動となった方も増えてきた．筆者は，骨粗鬆症マネジャーが中心となって，各部署で担当する疾患の特性に配慮したOLSを展開できる環境を作ることができれば，骨折の予防のみならず，各科の治療成果の向上が得られると考える．

## 結　語

　近年，生活習慣病やがんの患者について，身体活動を高く保つことの意義が注目されている．筆者は，全科とかかわる立場として，OLSが病院全体をカバーし，各科の治療の成果を十分に活かして生活を維持できる患者が増えると良いと考える．

## 文　献

1) 中央社会保険医療協議会：DPC制度（DPC/PDPS※）の概要と基本的な考え方．平成23（2011）年1月21日．〔https://www.mhlw.go.jp/stf/shingi/2r985200000105vx-att/2r98520000010612.pdf〕

2) 骨粗鬆症の予防と治療ガイドライン作成委員会（編）：骨粗鬆症の予防と治療ガイドライン2015年版，pp. 62-63，ライフサイエンス社，2015.

3) Genant HK, et al：Vertebral fracture assessment using a semiquantitative technique. *J Bone Miner Res*, 8：1137-1148, 1993.

4) 本田　透：シンポジウム8「骨粗鬆症リエゾンの課題と対策4．提案：CTデータの有効利用で始める『骨粗鬆症の地域連携治療』．*Osteoporos Jpn*, 3：220-223，2017.

5) 日本骨粗鬆症学会骨粗鬆症リエゾンサービス委員会ワーキンググループ（編）：わかる！できる！骨粗鬆症リエゾンサービス改訂版—骨粗鬆症マネージャー実践ガイドブック，ライフサイエンス出版，2020.

6) McLellan AR, et al：Fracture liaison service for the evaluation and management of patients with osteoporotic fracture：a cost-effectiveness evaluation based on data collected over 8 years of service provision. *Osteoporos Int*, 22：2083-2098, 2011.

7) 髙橋榮明ほか：大腿骨近位部骨折と骨粗鬆症リエゾンサービス．総合リハ，46(12)：1163-1172，2018.
　Summary　FLSとOLSの歴史的背景と骨粗鬆症対策の考え方がまとめられている．

8) 長谷奈那子ほか：骨粗鬆症リエゾンサービスは大腿骨近位部骨折後に生ずる脆弱性骨折の発生頻度を抑制する—大腿骨近位部骨折地域連携パスにおける急性期病院での薬剤師介入の効果．*Osteoporos Jpn*, 6：161-169，2020.

9) 富山市民病院高齢者大腿骨近位部骨折に対する多職種連携アプローチプロジェクトチーム（編）：大腿骨近位部骨折チーム医療スターターガイド，メジカルビュー社，2019.

10) Royal Osteoporosis Society：Effective Secondary Prevention of Fragility Fractures：Clinical Standards for Fracture Liaison Services.〔https://theros.org.uk/media/1eubz33w/ros-clinical-standards-for-fracture-liaison-services-august-2019.pdf〕
　Summary　近年の英国のFLSの方針が示されている．脊椎を含むX-P, CT, MRIで椎体骨折が

見つかった患者への骨粗鬆症対策も行うよう推奨している.

11）Chang LY, et al：The development of Taiwan Fracture Liaison Service network. *Osteoporos Sarcopenia*, 4(2)：47-52, 2018.

12）International Osteoporosis Foundation：New IOF position paper urges routine use of DXA-VFA in fracture liaison service.〔https://www.osteoporosis.foundation/news/new-iof-position-paper-urges-routine-use-dxa-vfa-fracture-liaison-services-20210128-1611〕

13）萩野　浩ほか：骨折リエゾンサービス実態調査. *Osteoporos Jpn*, 7(2)：265-275, 2021.

14）上月正博：【特集】内部障害のリハビリテーション医学・医療の進歩. *Jpn J Rehabil Med*, 58(10)：1092-1148, 2021.

15）日本骨粗鬆症学会 生活習慣病における骨折リスク評価委員会(編)：生活習慣病骨折リスクに関する診療ガイド 2019 年, ライスサイエンス出版, 2019.

16）Ibrahim EM, et al：Physical activity and survival after breast cancer diagnosis：meta-analysis of published studies. *Mer Oncol*, 28：753-756, 2011.

17）The Subcommittee for CTIBL in the JSBMR：Management manual for cancer treatment-induced bone loss(CTIBL)：position statement of the JSBMR. *JBMM*, 38(2)：141-144, 2020.

18）Dong WS, et al：Increased risk of osteoporotic fracture in postgastrectomy gastric cancer survivors compared with matched controls：A nationwide cohort study in Korea. *Am J Gastroenterol*, 114(11)：1735-1743, 2019.

19）田中　栄ほか(監修)：【特集】サルコペニア・フレイルの診療最前線. 日医雑誌, 148(8)：1453-1522, 2019.

20）海道利実ほか：がん治療とサルコペニア. 日静脈経腸栄会誌, 3(12)：822-828, 2017.

21）松井康素ほか：ロコモフレイル外来における多職種連携によるロコモ, フレイル, サルコペニア評価. 日整会誌, 92：S960, 2018.

22）吉村典子：骨粗鬆症の疫学―地域住民コホート ROAD スタディより―. *Jpn J Rehabil Med*, 56(5)：344-348, 2019.

23）本田　透：人工知能(AI)が画像診断を支援する近未来に備える―骨粗鬆症対策の全病棟での多職種協働体制と地域連携―. 中部整災誌, 62(5)：895-896, 2019.

# 足爪治療マスターBOOK

好評

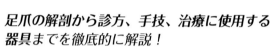

足爪 治療マスター BOOK

Step by Step で手技がわかる!

全日本病院出版会

**編集**
高山かおる 埼玉県済生会川口総合病院皮膚科 主任部長
齋藤　昌孝 慶應義塾大学医学部皮膚科 専任講師
山口　健一 爪と皮膚の診療所 形成外科・皮膚科 院長

2020年12月発行　B5判　オールカラー
232頁　定価6,600円（本体6,000円＋税）

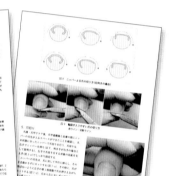

足爪の解剖から診方、手技、治療に使用する器具までを徹底的に解説！

種類の多い巻き爪・陥入爪治療の手技は、巻き爪：8手技、陥入爪：7手技をStep by Stepのコマ送り形式で詳細に解説しました。

3名の編者が語り尽くした足爪座談会と、「肥厚爪の削り方」の手技の解説動画も収録！

初学者・熟練者問わず、医師、看護師、介護職、セラピスト、ネイリストなど、フットケアにかかわるすべての方に役立つ1冊です！

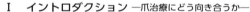

全日本病院出版会
〒113-0033 東京都文京区本郷 3-16-4　Tel：03-5689-5989
www.zenniti.com　Fax：03-5689-8030

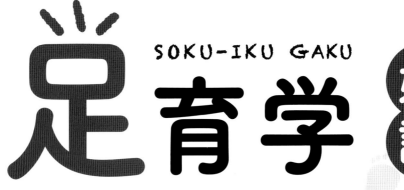

# 足育学

SOKU-IKU GAKU

**好評**

## 外来でみる
## フットケア・フットヘルスウェア

編集：**高山かおる** 埼玉県済生会川口総合病院 主任部長
一般社団法人足育研究会 代表理事

2019年2月発行　B5判　274頁　定価 7,700円（本体 7,000円＋税）

## 治療から運動による予防まで
## あらゆる角度から「足」を学べる足診療の決定版！

解剖や病理、検査、治療だけでなく、日々のケアや爪の手入れ、
運動、靴の選択など知っておきたいすべての足の知識が網羅されています。
皮膚科、整形外科、血管外科・リンパ外科・再建外科などの**医師**や**看護師**、
**理学療法士**、**血管診療技師**、さらには**健康運動指導士**や**靴店マイスター**など、
多職種な豪華執筆陣が丁寧に解説！
初学者から専門医師まで、とことん「足」を学べる一冊です。

## CONTENTS

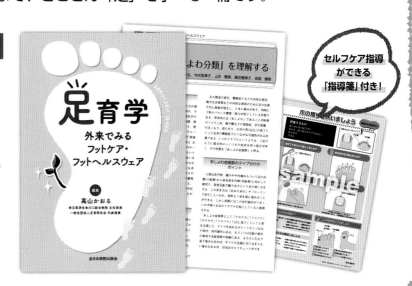

セルフケア指導
ができる
「指導箋」付き！

 **全日本病院出版会**
〒113-0033　東京都文京区本郷 3-16-4　Tel：03-5689-5989
www.zenniti.com　　Fax：03-5689-8030

# FAX による注文・住所変更届け

改定：2015 年 1 月

　毎度ご購読いただきましてありがとうございます．
　読者の皆様方に小社の本をより確実にお届けさせていただくために，FAX でのご注文・住所変更届けを受けつけております．この機会に是非ご利用ください．

## ◇ご利用方法

　FAX 専用注文書・住所変更届けは，そのまま切り離して FAX 用紙としてご利用ください．また，注文の場合手続き終了後，ご購入商品と郵便振替用紙を同封してお送りいたします．**代金が 5,000 円をこえる場合，代金引換便とさせて頂きます．**その他，申し込み・変更届けの方法は電話，郵便はがきも同様です．

## ◇代金引換について

　本の代金が 5,000 円をこえる場合，代金引換とさせて頂きます．配達員が商品をお届けした際に，現金またはクレジットカード・デビットカードにて代金を配達員にお支払い下さい(本の代金＋消費税＋送料)．(※年間定期購読と同時に 5,000 円をこえるご注文を頂いた場合は代金引換とはなりません．郵便振替用紙を同封して発送いたします．代金後払いという形になります．送料は定期購読を含むご注文の場合は頂きません)

## ◇年間定期購読のお申し込みについて

　年間定期購読は，1 年分を前金で頂いておりますため，代金引換とはなりません．郵便振替用紙を本と同封または別送いたします．送料無料，また何月号からでもお申込み頂けます．
　毎年末，次年度定期購読のご案内をお送りいたしますので，定期購読更新のお手間が非常に少なく済みます．

## ◇住所変更届けについて

　年間購読をお申し込みされております方は，その期間中お届け先が変更します際，必ずご連絡下さいますようよろしくお願い致します．

## ◇取消，変更について

　取消，変更につきましては，お早めに FAX，お電話でお知らせ下さい．
　返品は，原則として受けつけておりませんが，返品の場合の郵送料はお客様負担とさせていただきます．その際は必ず小社へご連絡ください．

## ◇ご送本について

　ご送本につきましては，ご注文がありましてから約 1 週間前後とみていただきたいと思います．お急ぎの方は，ご注文の際にその旨をご記入ください．至急送らせていただきます．2～3 日でお手元に届くように手配いたします．

## ◇個人情報の利用目的

　お客様から収集させていただいた個人情報，ご注文情報は本サービスを提供する目的(本の発送，ご注文内容の確認，問い合わせに対しての回答等)以外には利用することはございません．

　その他，ご不明な点は小社までご連絡ください．

株式会社　全日本病院出版会　〒 113-0033 東京都文京区本郷 3-16-4-7 F
電話 03(5689)5989　FAX03(5689)8030　郵便振替口座 00160-9-58753

# FAX 専用注文書

ご購入される書籍・雑誌名に○印と冊数をご記入ください

5,000 円以上代金引換

| ○ | 書　籍　名 | 定価 | 冊数 |
|---|---|---|---|
| | まず知っておきたい！がん治療のお金，医療サービス事典　新刊 | ¥2,200 | |
| | カラーアトラス　爪の診療実践ガイド　改訂第2版　新刊 | ¥7,920 | |
| | 明日の足診療シリーズI 足の変性疾患・後天性変形の診かた | ¥9,350 | |
| | 運動器臨床解剖学─チーム秋田の「メゾ解剖学」基本講座─ | ¥5,940 | |
| | ストレスチェック時代の睡眠・生活リズム改善実践マニュアル | ¥3,630 | |
| | 超実践！がん患者に必要な口腔ケア | ¥4,290 | |
| | 足関節ねんざ症候群─足くびのねんざを正しく理解する書─ | ¥5,500 | |
| | 読めばわかる！臨床不眠治療─睡眠専門医が伝授する不眠の知識─ | ¥3,300 | |
| | 骨折治療基本手技アトラス─押さえておきたい10のプロジェクト─ | ¥16,500 | |
| | 足育学　外来でみるフットケア・フットヘルスウェア | ¥7,700 | |
| | 四季を楽しむビジュアル嚥下食レシピ | ¥3,960 | |
| | 病院と在宅をつなぐ 脳神経内科の摂食嚥下障害─病態理解と専門職の視点─ | ¥4,950 | |
| | 睡眠からみた認知症診療ハンドブック─早期診断と多角的治療アプローチ─ | ¥3,850 | |
| | 肘実践講座　よくわかる野球肘　肘の内側部障害─病態と対応─ | ¥9,350 | |
| | 医療・看護・介護で役立つ嚥下治療エッセンスノート | ¥3,630 | |
| | こどものスポーツ外来─親もナットク！このケア・この説明─ | ¥7,040 | |
| | 野球ヒジ診療ハンドブック─肘の診断から治療，検診まで─ | ¥3,960 | |
| | 見逃さない！骨・軟部腫瘍外科画像アトラス | ¥6,600 | |
| | パフォーマンスUP！　運動連鎖から考える投球障害 | ¥4,290 | |
| | 医療・看護・介護のための睡眠検定ハンドブック | ¥3,300 | |
| | 肘実践講座 よくわかる野球肘　離断性骨軟骨炎 | ¥8,250 | |
| | これでわかる！スポーツ損傷超音波診断 肩・肘+α | ¥5,060 | |
| | 達人が教える外傷骨折治療 | ¥8,800 | |
| | ここが聞きたい！スポーツ診療 Q & A | ¥6,050 | |
| | 見開きナットク！フットケア実践 Q & A | ¥6,050 | |
| | 高次脳機能を鍛える | ¥3,080 | |
| | 最新　義肢装具ハンドブック | ¥7,700 | |
| | 訪問で行う 摂食・嚥下リハビリテーションのチームアプローチ | ¥4,180 | |

**バックナンバー申込**（※ 特集タイトルはバックナンバー 一覧をご参照ください）

❋メディカルリハビリテーション(No)

No_____　　No_____　　No_____　　No_____　　No_____

No_____　　No_____　　No_____　　No_____　　No_____

❋オルソペディクス(Vol/No)

Vol/No_____　Vol/No_____　Vol/No_____　Vol/No_____　Vol/No_____

**年間定期購読申込**

❋メディカルリハビリテーション　　　　　No.　　　　　　から

❋オルソペディクス　　　　　　　　　　Vol.　　　No.　　　から

| TEL : | （　　　） | FAX : | （　　　） |
|---|---|---|---|

| ご住所 | 〒 | | |
|---|---|---|---|
| フリガナ | | | 診療科目 |
| お名前 | | 要捺印 | |

FAX 03-5689-8030 全日本病院出版会行

全日本病院出版会行

FAX 03-5689-8030

年　　月　　日

# 住 所 変 更 届 け

| お 名 前 | フリガナ | |
|---|---|---|
| | | |
| お客様番号 | | 毎回お送りしています封筒のお名前の右上に印字されております8ケタの番号をご記入下さい。 |
| 新お届け先 | 〒　　　　　　都 道<br>　　　　　　　府 県 | |
| 新電話番号 | （　　　　　） | |
| 変更日付 | 年　　月　　日より | 月号より |
| 旧お届け先 | 〒 | |

※ 年間購読を注文されております雑誌・書籍名に✓を付けて下さい。

- ☐ Monthly Book Orthopaedics （月刊誌）
- ☐ Monthly Book Derma. （月刊誌）
- ☐ 整形外科最小侵襲手術ジャーナル （季刊誌）
- ☐ Monthly Book Medical Rehabilitation （月刊誌）
- ☐ Monthly Book ENTONI （月刊誌）
- ☐ PEPARS （月刊誌）
- ☐ Monthly Book OCULISTA （月刊誌）

FAX 03-5689-8030

全日本病院出版会行

2022 年 年間購読のご案内

年間購読料 40,150 円（消費税込）

年間 13 冊発行

（通常号 11 冊・増大号 1 冊・増刊号 1 冊）

送料無料でお届けいたします！

各号の詳細は弊社ホームページでご覧いただけます.
🖢www.zenniti.com/

※各号定価 2,750 円（本体 2,500 円＋税）（増刊・増大号を除く）

編集主幹：宮野佐年　医療法人財団健貢会総合東京病院
　　　　　　　　　　リハビリテーション科センター長
　　　　　水間正澄　医療法人社団輝生会理事長
　　　　　　　　　　昭和大学名誉教授

No.270　編集企画：
萩野　浩　鳥取大学教授

# Monthly Book Medical Rehabilitation　No.270

2022 年 1 月 15 日発行（毎月 1 回 15 日発行）
定価は表紙に表示してあります.
Printed in Japan

発行者　末　定　広　光
発行所　株式会社　全日本病院出版会
〒 113-0033 東京都文京区本郷 3 丁目 16 番 4 号 7 階
電話（03）5689-5989　Fax（03）5689-8030
郵便振替口座 00160-9-58753

印刷・製本　三報社印刷株式会社　　　　電話（03）3637-0005
広告取扱店　㈱日本医学広告社　　　　電話（03）5226-2791